Michèle Caffin

Was Zähne zeigen

AURUM VERLAG · BRAUNSCHWEIG

Das französische Original erschien unter dem Titel «Quand les dents se mettent à parler» im Verlag Guy Trédaniel, Paris.

Ins Deutsche übersetzt von Christian Schweiger
Titelfoto: Tony Stone

Die Deutsche Bibliothek – CIP-Einheitsaufnahme

Caffin, Michèle:
Was Zähne zeigen / Michèle Caffin. [Ins Dt. übers. von Christian Schweiger]. – Braunschweig: Aurum-Verl., 1997
(Ganzheitlich gesund)
Einheitssacht.: Quand les dents se mettent à parler <dt.>
ISBN 3-591-08387-9

1997
ISBN 3-591-08387-9

Gesamtherstellung: Westermann Druck Zwickau GmbH

Es fiel mir schwerer als erwartet, dieses Buch zu schreiben. Die Gedanken flossen auseinander, und mangels Disziplin hätte ich es wohl bald aufgegeben, nach den Worten zu suchen, die dieser Studie nun ihre Form geben, hätte meine Freundin Claudine Cibrelus mir nicht geduldig zugehört und geholfen.Ich danke ihr von ganzem Herzen.

Ich widme die folgenden Seiten all jenen, die mir auf beruflicher und auf privater Ebene ihr Vertrauen entgegenbrachten, und all denen, die mich dazu drängten und mir dabei halfen, dieses Buch zu verwirklichen.

INHALT

Kapitel 3

Anhang

VORWORT

Durch das Studium verschiedener Religionen kam ich mit dem TAO in Berührung, welches auf medizinischer Ebene unter anderem in der Akupunktur zur Anwendung kommt. Letztere erfuhr ich als eine vollständige und praktische Heilmethode, welche auf ein metaphysisches System zurückgeht, in dem der Akupunkteur zuerst nach der Krankheitsursache sucht, bevor er ein bestimmtes Symptom behandelt. Die Akupunktur lehrt, daß bestimmte Körperteile wie Zunge, Füße, Hände, Gesicht, Augen, Ohren usw. eine Landkarte des gesamten Körpers in sich bergen. So wird ein Hexenschuß z.B. durch einen Stich in den kleinen Zeh behandelt. Gewisse Angstzustände und Alpträume können durch einen Nadelstich in der Gegend der Fußknöchel beseitigt werden.

Darüber hinaus berücksichtigt die Akupunktur die gesamte Symbolik des menschlichen Wesens und seines Stellenwertes im Universum.

Diese für mich neuen Erkenntnisse und ihr Studium brachten mich dazu, auch die Zähne aus einem neuen Blickwinkel zu betrachten. Da jeder einzelne Zahn auf einem bestimmten Akupunkturmeridian liegt, warum sollte er nicht auch eine Reflexzone darstellen, wie dies bei Augen, Füßen, Händen usw. der Fall ist?

Mit dieser Fragestellung machte ich mich auf die Suche nach bereits vorhandenen Arbeiten zur Beziehung zwischen Zähnen und Körper. Erst nach zwei Jahren stieß ich auf die Doktorarbeit von Dr. Orsatelli, die auf die Zusammenhänge eingeht, die zwischen den Zähnen und dem übrigen Körper bestehen (die sogenannten Zahnsomatotopien). Jene 1976 vorgelegte Dissertation ist die Frucht einer fünfzehnjährigen Forschungstätigkeit und wurde anderen Ärzten durch Dr. Albert Roth zugänglich gemacht.

Nachdem dieses Tor einmal aufgestoßen war, schienen sich weitere von allein zu öffnen: Ich hörte von den Kursen der beiden Ärzte B. Heckler und M. Moreau, die die esoterische Bedeutung der Zähne untersucht hatten, indem sie ihre Verbindung zu den verschiedenen Energieebenen darlegten, und besuchte sie.

Dann machte ich mich daran, all diese Informationen zu überprüfen, und untersuchte, ob z.B. die unteren Mahlzähne wirklich mit den Lendenwirbeln, die vorderen Schneidezähne mit Nieren und Blase und die unteren Backenzähne mit den Schultern in Beziehung standen. In zahlreichen der untersuchten Fälle konnte ich feststellen, daß diese Verbindungen oder Somatotopien in der Tat vorlagen.

Aus all dem konnte ich folgende Schlüsse ziehen: Wenn die Zähne bestimmten Organen zugeordnet werden können, hängen sie auch mit den Energieebenen, sprich Akupunkturmeridianen zusammen. (Demnach stehen z.B. die unteren Mahlzähne mit der Ebene der Lungen in Verbindung und sind bei Hautausschlägen, Asthma usw. besonders zu berücksichtigen.) Und da jede einzelne Energieebene einem bestimmten Seelenzustand, also einer psychischen Komponente, entspricht, mußte es möglich sein, ausgehend von den Zähnen ein psycho-emotionelles Schema der betroffenen Person zu erstellen.

Für ein solches Schema standen mir zwei Grundbausteine zur Verfügung: die vorderen Schneidezähne, die für Vater und Mutter stehen, und die vorderen Mahlzähne, die den rechten Ort versinnbildlichen.

Diese (bleibenden) Zähne erscheinen im Alter von etwa sieben Jahren, in einer Zeit also, in der das Kind seine Stellung den Eltern gegenüber definiert. Dementsprechend brachte ich den Planeten Jupiter, das Symbol der „Autorität am rechten Ort“, in Beziehung mit den Mahlzähnen, während Sonne und Mond, welche Vater und Mutter symbolisieren, sowie Uranus, „die allgemeine Energiequelle des Menschen“, in Zusammenhang mit den Schneidezähnen stehen.

In diesem Buch habe ich versucht, meine Erkenntnisse so einfach wie möglich darzustellen, wobei ich mich in erster Linie des Symbols bedient habe, weil es die einfachste und zugleich vielsagendste Form der Kommunikation darstellt.

KAPITEL 1

MEDIZIN VON HEUTE – MEDIZIN VON MORGEN

Ohne meinen Beruf unbedingt verheimlichen zu wollen, versuche ich einer Frage danach meist auszuweichen, um mich nicht den erschrockenen Reaktionen meiner Gesprächspartner aussetzen zu müssen, die dabei sofort an „Schmerz“ denken. Einige von ihnen haben derart unangenehme Erfahrungen gemacht, daß sie wirklich all ihren Mut zusammennehmen müssen, um erneut eine Zahnarztpraxis zu betreten. Für andere hängt diese panische Angst eher mit dem behandelten Körperteil, dem Mund, als mit dem Schmerz selbst zusammen.

In der Tat ist eine Zahnbehandlung fast ein Körperduell. Als Patient liegen Sie mit offenem Mund voller Schläuche und Watte da und sind kaum in der Lage zu schreien. Nicht einmal zehn Zentimeter liegen zwischen uns, und es gibt kein Zurück mehr. Doch wie sieht das Ganze für uns Zahnärzte aus?

Wir baden in Ihrer Aura und in Ihren Gefühlen. Wir nehmen durch Ihren offenen Mund alles auf, was in Ihnen vorgeht. Das ist eine absolute Ausnahmesituation, denn im allgemeinen halten Sie all Ihre Erlebnisse, Ihre vergangenen und gegenwärtigen Erfahrungen hinter verschlossenen Lippen verborgen. Gängige Ausdrücke wie „die Zähne zusammenbeißen“ oder „jemandem auf den Zahn fühlen“ zeigen, wieviel Unbewußtes sich in diesem Bereich verbirgt. Sie deuten an, daß den Zähnen die Fähigkeit beigemessen wird, bestimmte Dinge geheimzuhalten. Den Mund aufzumachen bedeutet, sich gewissermaßen vor dem Zahnarzt zu entblößen. (Vielleicht ist das auch der Grund, warum manche Patienten sich unbedingt einiger Kleidungsstücke entledigen wollen und ihre Krawatte, ihre Jacke, ihre Schuhe oder ihre Brille ablegen, bevor sie auf dem Stuhl Platz nehmen.)

Solche Hinweise sollten wir Zahnärzte verstehen und berücksichtigen, wenn wir unsere Behandlungsergebnisse und das Verhältnis zu unseren Patienten verbessern wollen. Auch unsere Behandlungsmethoden sollten wir überdenken, vielleicht dahingehend, daß wir auch Methoden der sogenannten alternativen Medizin in Erwägung ziehen: Akupunktur, Homöopathie, Osteopathie, Kinesiologie und andere.

Im Vergleich zur klassischen Schulmedizin ist die Heilkunst von morgen eine ganzheitliche Medizin. Tritt ein bestimmtes Symptom zutage, versucht sie, dieses unter Berücksichtigung der Zusammengehörigkeit von Körper, Seele und Geist zu verstehen, indem sie davon ausgeht, daß jeder Körperteil ein Ausdruck des Ganzen ist. Dieses Ganze verschmilzt mit dem universellen Bewußtsein und steht daher außerhalb von Raum und Zeit, vergleichbar mit einem Gedanken, welcher einen Gegenstand oder eine Person über alle zeitlichen und räumlichen Begrenzungen hinaus erfassen kann. Unser Körper lebt hingegen in einem vorgegebenen Raum und in einer begrenzten Zeit. Je älter wir werden, desto schneller scheint die Zeit dahinzufließen, was jedoch nur bedeutet, daß wir uns einer neuen Bewußtseinsdimension öffnen, deren Eingangstor der Tod ist.

Alle Techniken der ganzheitlichen Medizin gehen von einem *philosophischen*, wörtlich „weisheitsliebenden", Ansatz bezüglich des Menschen aus.

Paracelsus, der Alchimist und Arzt des 15. Jahrhunderts und Vater der hermetischen Medizin, meinte, daß jeder seinen eigenen inneren Arzt habe, der ihn führe, damit er immer bei guter Gesundheit bleibe. Wenn der Kontakt mit diesem inneren Arzt im Falle einer Krankheit nicht mehr hergestellt werden kann, suchen wir einen Arzt der „Außenwelt" auf, um ersteren zu ersetzen. Um einen Menschen heilen zu können, müssen beide Ärzte miteinander harmonisieren. Das ist auch der Grund dafür, daß ein und derselbe Therapeut es nicht all seinen Patienten recht machen kann.

Die im folgenden beschriebenen Behandlungsmethoden gehören alle ins breite Spektrum der ganzheitlichen Medizin. Sie können ganz nach den individuellen Bedürfnissen des betreffenden Patienten eingesetzt werden.

Akupunktur. Sehr einfach gesagt, werden bei einer Akupunkturbehandlung bestimmte „Zugangspunkte" zum Energiefluß in den Meridianen, an denen Energie ein- und austritt, mit Nadeln stimuliert.

Die Arbeit eines Chiropraktikers ähnelt der eines Akupunkteurs, da beide an denselben Energieebenen arbeiten. Ersterer versucht, mit seinen Händen im Körper aufgestaute Spannungen zu lösen. Letzterer benutzt Nadeln oder Moxas. Dieser Eingriff läßt schneller wirkende Kräfte zum Zug kommen.

Osteopathie. Sie berücksichtigt die Bewegung der Primäratmung, die die Schädelknochen ausdehnt und wieder zusammenzieht. Denn auch wenn es nicht so scheint, bewegen diese sich zehn- bis vierzehnmal in der Minute, was auf eine Kontraktion der vier Hirnflüssigkeitskammern zurückzuführen ist, die für den Puls des Hirn- und Rückenmarks verantwortlich ist. Die Membran zwischen den beiden Hirnhälften und zwischen Großhirn und Kleinhirn sowie die Rückenmarkshäute übertragen diese Bewegung. Die Häute, die die innere Schädeldecke und das Gehirn überziehen, übertragen diese Bewegung auf die Außenteile des Gehirns, auf die Wirbelsäule und auf alle Faserhüllen, die um Gelenke und Muskeln liegen. Aus dieser Sicht ist der Mensch ein ständig pulsierendes Ganzes.

Auch im Innern des Zahns ist eine Atembewegung in Form einer liegenden Acht festzustellen. Wenn man einem Kind, dessen Bänder noch elastisch sind, einen dünnen Karton zwischen die Mahlzähne steckt, wird sich eine Verschiebung auf der Ebene der Kinnbackenlade zeigen, die durch eine Drehung der Schultern und in der Folge auch des Beckens ausgeglichen wird. Das hat zur Folge, daß sich eines der Beine um bis zu drei Zentimeter nach oben zieht. Hier wird schon deutlich, warum es bei Zahnreparaturen (Plomben oder Kronen) so wichtig ist, den Biß zu berücksichtigen, das heißt, die Art und Weise, wie der Unterkiefer sich beim Zusammenbeißen mit dem Oberkiefer zusammenfügt.

Die Bewegung der Primäratmung kann Aufschlüsse über eine eventuelle Unverträglichkeit verschiedener Materialien bei bestimmten Patienten geben. Bestimmte Substanzen können in einigen Fällen die natürliche Bewegung der Primäratmung beeinträchtigen und verzerren, weshalb solche Stoffe unbedingt zu vermeiden sind.

Kinesiologie. Kinesiologie bedeutet wörtlich „Studium der Körperbewegung“ und ist ein ganzheitlicher Ansatz zur Balancierung der Bewegungen und Interaktionen im Energiesystem eines Menschen. Sorgfältige Sondierung der Muskelreaktion zeigt die Bereiche an, in denen Blokkaden und Unausgewogenheiten das physische, emotionale oder energetische Wohlbefinden beinträchtigen. Mit derselben Methode lassen sich auch die Faktoren bestimmen, die zu derartigen Unausgewogenheiten beitragen.

Ein kinesiologischer Test erlaubt es beispielsweise, die Qualität des Kontaktes zwischen den oberen und den unteren Zähnen festzustellen. Auch kann mittels eines solchen Testes festgestellt werden, ob ein Zahn gesund oder von Karies befallen ist.

Neuraltherapie. Läßt ein gezogener Zahn eine Narbe zurück, bedarf es einer Neuraltherapie. Eine Narbe bedeutet eine Trennung bestimmter Gewebeschichten. Durch Depolarisierung werden nun die auf der Ebene der Hirnrinde aufgezeichneten Informationen verändert. Das wirkt sich störend auf den Kreislauf der Energie um die Narbe herum aus und kann die verschiedensten Folgeerkrankungen nach sich ziehen.

Bei der Neuraltherapie handelt es sich um einen unkomplizierten medizinischen Eingriff, eine therapeutische Lokalanästhesie, bei der eine narkotische oder homöopathische Dosis unter die Mundschleimhaut gespritzt wird. Dadurch werden die störenden Botschaften, die von der Narbe ausgehen, unterbunden und die Depolarisierung der Schleimhaut wird aufgehoben. Der Kreislauf der natürlichen Hirnhautinformationen kann wieder frei fließen.

Homöopathie. In *Der neue Homöopathie-Führer für die ganze Familie* von Nigel & Susan Garion-Hutchings lesen wir: „Das Ziel der Homöopathie ist es, einen Menschen dadurch zu heilen, daß man seine geschwächte Lebenskraft stärkt und nährt ... Um einen Menschen wieder gesund zu machen, folgt die Homöopathie den Gesetzen, die Samuel Hahnemann entdeckt hat.

1. *Similia similibus curentur* (Gleiches wird durch Gleiches geheilt). Eine Substanz, die bestimmte Symptome hervorruft, wenn ein gesunder Mensch sie einnimmt,

wird, wenn man sie einem kranken Menschen gibt, der die gleichen Symptome zeigt, diese Symptome beseitigen und die Gesundheit des Menschen wiederherstellen.

2. *Potenzierung.* In diesem Prozeß wird eine Substanz in einem inaktiven Medium wiederholt verdünnt und verschüttelt. Es stellte sich heraus, daß dieser Vorgang die Kraft der Substanz verstärkt. Da alle Lebewesen eine Lebenskraft in sich bergen, scheint der Prozeß der Potenzierung die Energie innerhalb der Substanz freizusetzen, die dann das inaktive Medium durchdringt. Da Homöopathie sich an die Lebenskraft im Individuum richtet, regt die reine Energie des Arzneimittels, sobald es einem Menschen gegeben wird, dem es ähnlich (homöopathisch) ist, die geschwächte Lebenskraft an, auf die es abzielt. Da diese Energie vom Wesen her gleich ist, ist sie fähig, die Lebenskraft anzuregen und zu nähren, so daß diese ihre Aufgabe richtig erfüllen und den ganzen Menschen harmonisieren kann.

Die beiden Ärzte Nguyen Tan Hon J. und Jean-Paul Nowak, Verfasser des Werkes *Homéopratique,* schreiben: „Die Homöopathie ist eine Behandlungsweise, die sich auf ein seit der Antike bekanntes Prinzip stützt. Jede Substanz, die bestimmte Symptome bei einer gesunden Person hervorruft, kann einen Kranken, der die gleichen Symptome aufweist, heilen. Die Homöopathie bedient sich höchster Verdünnungen, die dadurch keine Vergiftungsgefahr mehr darstellen. Sie hat den Vorteil, nicht nur auf Symptome, sondern auch auf die Persönlichkeit des Kranken einzugehen. Persönliche Reaktionsweisen, Temperament und Aufnahmebereitschaft spielen bei der Wahl des Medikaments eine Rolle."

Bachblüten. Der Name dieser Heilmittel geht auf ihren Entdecker, den englischen Arzt Dr. Edward Bach, zurück. Im Jahre 1930 gab Bach seine Praxis in London auf, um sich ganz der Suche nach den Blütenheilmitteln zu widmen. Er entwarf sieben Kategorien, denen er 38 verschiedene negative Stimmungen und Gemütsverfassungen zuordnete. Jede der 38 Blüten birgt das Potential einer psychischen Umwandlung in sich. Die Herstellung der Bachblütenessenzen ist der homöopathischer Präparate vergleichbar, denn beide basieren auf dem „Erinnerungsvermögen" des Wassers. Die Informationen der einzelnen Blüten werden in dem Wasser gespeichert, in dem sie dem Licht der Sonne ausgesetzt werden. Diese Informationen ergeben sich aus der genauen Beobachtung der jeweiligen Pflanze.

Nehmen wir das Beispiel des Walnußbaums. Kein Bauer wird einen Stall in der Nähe eines solchen Baumes errichten, weil er weiß, daß seine Tiere dadurch krankheitsanfälliger werden. Auch wird er seinen Mittagsschlaf nie unter einem Nußbaum halten, ohne sich dabei der Gefahr heftiger Kopfschmerzen auszusetzen. (Betrachten wir die halbierte Frucht des Baumes, so ähnelt sie dem menschlichen Gehirn.) Die Pflanze scheint Meister darin zu sein, sich gegen Einflüsse von außen zu wehren. Sie kann also angewendet werden, wenn es darum geht, einer Personen zu helfen, Zeiten des Umbruchs oder einschneidende Veränderungen zu durchleben, ohne daß ihre Seele dabei Schaden erleidet.

Die Blüte ist die eigentliche Essenz, die Quintessenz der ganzen Pflanze. (Die Vorsilbe „quint-" kommt aus dem Lateinischen und bedeutet „fünf". In den esoterischen Geheimlehren symbolisiert diese Ziffer den Geist, der in die Materie hinabsteigt.) In meiner Praxis teste ich die Blütenessenzen kinesiologisch aus, bevor ich sie verschreibe.

Einmal kam ein junger Mann zu mir, dessen Körperhaltung bereits zeigte, daß er in sich verschlossen war. Er bat mich, seinen linken oberen Backenzahn zu behandeln, was darauf schließen ließ, daß er seine inneren Wünsche äußern wollte. Ich machte den Bachblütentest und stieß auf Centaury, dessen Schlüsselwort „Fußabtreter“ ist. Also verschrieb ich es ihm. Acht Tage später kam er wieder, diesmal in aufrechter Haltung, und sagte, daß alles in bester Ordnung sei. Zufrieden setzten wir die Behandlung fort. Zwei Wochen später meinte er: „Ich glaube, ich gehe zu weit...auch meine Freundin sagt mir das.“ Nach einem Monat beschloß er: „Ich gehe wirklich zu weit, ich höre mit der Behandlung auf, da meine Freundin recht hat.“ Was dann auch geschah. Einige Monate später sah ich ihn wieder, und er ersuchte mich, ihm diese kleinen Tröpfchen wiederzugeben, weil sie ihm „so gut getan hatten“. Da die Bachblüten nun nicht mehr wirkten, mußte ich ihm Mineralelixiere verschreiben, die aus bestimmten Gesteinen hergestellt werden. Bei einem neuerlichen Test stießen wir auf Magnetstein und Saphir, wobei der letztere soviel bedeutet wie: „Ich kann meine Gefühle nicht mehr verdauen.“ Die Emotionen meines Patienten hatten sich eine Stufe tiefer, d.h. auf der physischen Ebene geäußert.

Psychopathotaktie. Diese Technik erlernte ich bei dem Parapsychologen Raymond Réant. Sie besteht darin, Ereignisse, die sich im Zusammenhang mit einem bestimmten Gegenstand zugetragen haben, durch Berührung desselben zu visualisieren. Indem ich diese Methode auf die Zähne anwende, bekomme ich ich Hinweise auf die Zusammenhänge zwischen der Gefühlswelt des Patienten und seinen Zähnen.

All diese Methoden sind wertvolle Hilfsmittel, die es mir möglich machen, meinen Patienten offener und feinfühliger zu begegnen und die jeweils geeignete Therapie für sie auszuwählen.

Wenn wir „Energiemedizin“ betreiben wollen, müssen wir zunächst an uns selbst arbeiten, um uns der verschiedenen Arten von Energie bewußt zu werden, die uns beleben und umgeben. Wir müssen versuchen, ein inneres Gleichgewicht herzustellen, indem wir darauf achten, welche Energien im Boden, in den verschiedenen Gegenständen, in unserer Kleidung und in der Nahrung zirkulieren. Eine solche Medizin bedarf auch einer Kontrolle der eigenen Gefühlswelt, da unser Schiff sonst im Sturm der Emotionen unterzugehen droht.

Der Steuermann, dessen Boot ruhig auf dem glatten Meer dahingleitet und der sich des Raumes und der Elemente, die ihn umgeben, bewußt ist, bis er selbst mit diesem Raum verschmilzt, wird keinen Unterschied zwischen sich und seiner Umgebung mehr spüren. Alles, was in ihm und außerhalb von ihm ist, wird eins. So sollte auch der Therapeut versuchen, sich seinen Patienten auf der Ebene des Geistes zu nähern, der das gesamte Universum belebt.

DAS KREUZ IN DER AKUPUNKTUR ODER DIE FÜNF ENERGIEEBENEN

Die Organe Lunge, Milz, Herz, Leber und Niere haben in der Akupunktur nicht denselben Stellenwert wie in der westlichen Schulmedizin. Ein Organ wird hier nicht nur hinsichtlich seiner Funktion betrachtet, sondern ist darüber hinaus Bestandteil eines Systems, welches die verschiedenen Ebenen – vom Körper bis hin zu den subtilsten Energien des reinen Bewußtseins – verbindet. Dieses komplexe Gefüge wird in einem höchst einfachen Schema dargestellt: einem Kreuz, dessen Schnittpunkt mit dem Mund in Verbindung steht. Dieses Paradigma gibt Aufschlüsse über morpho-psychologische Zusammenhänge und hilft uns, die Bedeutung jedes einzelnen Zahns für unsere Gefühlswelt zu erkennen.

Die Akupunktur geht von der Annahme aus, daß der Mensch eine energetische Verbindung zwischen Himmel und Erde darstellt. Die Struktur und Dynamik des Kreuzes enthält also folgende Symbolik:

Die feste, senkrechte Achse ist unverrückbar, während die bewegliche, waagrechte immer schwankt, um sich selbst im Gleichgewicht zu halten. (Das bedeutet, daß wir in gewissem Sinne alle Kranke sind, die mit ihrer Unvollkommenheit besser oder schlechter umzugehen wissen.)

Das Oberteil der vertikalen Achse (der Kopf des Menschen) wird Südpol genannt und steht mit der Herz-Dünndarm-Ebene in Verbindung. Er versinnbildlicht das Element Feuer, den Sommer, die Farbe Rot und das Bewußtsein.

Der Nordpol genannte untere Teil (die auf der Erde ruhenden Füße) wird mit der Nieren-Blasen-Ebene in Verbindung gebracht. Dabei handelt es sich um alle ererbten Kenntnisse, die dem Element Wasser, dem Winter, der Farbe Weiß und der Willenskraft zugeordnet sind.

Das Energiepotential erreicht seinen Höhepunkt bei der Geburt (man spricht hier von einem *maximum pool*) und wird im Laufe des Lebens immer weniger. Bei größeren physischen oder psychischen Schocks sinkt es, dem Ausmaß des Ereignisses entsprechend. Ist der Pool erschöpft, kommt es zum Tod durch Herzstillstand.

Im Osten der horizontalen Achse liegt die Leber-Gallen-Ebene. Sie wird mit dem Frühling, dem Element Holz, der Farbe Grün und der Aggressivität in Verbindung gebracht.

Im Westen befindet sich die Lungen-Dickdarm-Ebene mit der Farbe Blau, dem Element Metall, dem Herbst und der Traurigkeit.

Im Schnittpunkt des Kreuzes ist die Milz-Bauchspeicheldrüsen-Ebene und mit ihr die Farbe Orange, das analytische Denken und das Erinnerungsvermögen, das Ende des Sommers und die Erde angesiedelt. In dieser Zone bildet sich der Mensch laufend um. Sie wird daher auch „innerer Bezugspunkt" genannt. Während des ganzen Jahres durchläuft die Energie den Kreislauf der Jahreszeiten und kommt während achzehntägiger Perioden zwischen jeder Jahreszeit ins Zentrum, das heißt auf die Ebene der Milz zurück.

Dieser innere Bezugspunkt ist sozusagen der Schlupfwinkel und die innere Sonne des Menschen, das Ziel seiner Erfahrungen und die Kreuzung seiner Wege. Hier überdenkt er das Bild, welches er aufgrund seiner Erlebnisse von sich selbst geschaffen hat. Wie die Jahreszeiten, so durchläuft auch der Mensch mehrere Zyklen, die ihn unweigerlich zu seinem inneren Bezugspunkt zurückführen. Diese Augenblicke stellen immer wichtige Übergangsphasen im Leben dar, ganz gleich ob sie bewußt gelebt werden oder nicht.

Von 0 bis 21 Jahren (0 bis 24 Jahren für Frauen) durchlebt der Mensch seine Jugend. Im Alter von 21 bzw. 24 Jahren nimmt er Abstand von seiner Erziehung und dem Umfeld, welches ihn bis hierher brachte.

Zwischen 21 und 35 Jahren (24 und 40 Jahren) erlebt er seinen Frühling. Er erfährt die Resultate all jener Entschlüsse, die er im Alter von 21 bzw. 24 Jahren getroffen hat. Gegen Ende dieser Periode überdenkt er sie neu.

Von 35 bis 49 Jahren (40 bis 56 Jahren) erreicht der Mensch die Reife des Sommers. Dies ist die Zeit neuer, seine eigenen Bedürfnisse betreffenden Entschlüsse.

Zwischen 49 und 60 Jahren (56 und 72 Jahren) liegt der menschliche Herbst, die Zeit, in der geerntet wird, was gesät wurde.

Von 60 Jahren (72 Jahren) bis zum Lebensende ist der Winter, der zugleich die Rückkehr zur Kindheit bedeutet. Dies ist eine Zeit, in der sich besondere Bindungen zwischen Großeltern und Enkeln bilden.

Der Bezugspunkt gehört zur Milz, die seitlich hinter dem Bauchnabel liegt. Hierher zu gelangen, heißt nicht nur, Einblick in die Tiefen unseres Körpers zu gewinnen, sondern auch in die unserer Seele.

In der Akupunktur wird jeder dieser Ebenen ein bestimmtes Sinnesorgan zugeordnet. Der Ebene der Milz, der Bauchspeicheldrüse und des Magens entspricht der Mund. Wieder stoßen wir auf die Vorstellung vom Menschen als Kanal, der sich nach oben hin im Mund und nach unten auf der Ebene der Geschlechtsorgane öffnet.

Beiden Außenpunkten kommt deshalb auch eine schöpferische Aufgabe zu: einerseits die Erschaffung des Wortes, andererseits die Zeugung der Nachkommenschaft. Jeder dieser beiden Pole kann sowohl Vergnügen als auch Leid erzeugen.

Das Kreuz und die fünf Energieebenen

Südpol

Ebene des Herzens und des Dünndarms

Feuer
Sommer
Rot
Bewußtsein

Osten

Ebene der Milz, Bauchspeicheldrüse und des Magens

Westen

Ebene der Leber und Gallenblase	Verbindung mit dem Sinnesorgan Mund	Ebene der Lungen und des Dickdarms
Holz	Erde	Metall
Frühling	Sommerende	Herbst
Grün	Orange	Blau
Aggressivität	Erinnerungsvermögen	Traurigkeit

Nordpol

Ebene der Nieren und der Blase

Wasser
Winter
Weiß
Willenskraft

KAPITEL 2

DER MUND

Dem Mund wurde immer schon größte Bedeutung beigemessen. Durch ihn wird der Hunger gestillt, durch ihn gelangt Luft in die Lungen, und sowohl Luft als auch Nahrung bringen Vitalkräfte in den Körper, um ihn zu stärken. Im Mund wird schließlich auch die Sprache artikuliert, die den Gefühlen Ausdruck verleiht.

Ob durch ein Lächeln oder eine Grimasse, der Mund enthüllt oft eine tiefere Schicht unseres Inneren. Den Zähnen kommt beim Lächeln natürlich ein besonderer Stellenwert zu, sowohl durch ihre Form als auch durch ihren Wuchs und ihr Verhältnis zueinander.

Der Oberkiefer

Der Oberkiefer gehört zum Schädelknochen, und alle Energien, die in ihm strömen, sind von ein und derselben Art. Es handelt sich dabei um die nicht-veräußerte Energie des Yang, welche durch das Prinzip der Zahl Eins symbolisiert wird. Wir besitzen *eine* Zirbeldrüse, *eine* Hirnanhangsdrüse. In der Ziffer 1 finden wir die Senkrechte wieder, die für die Einheit steht, die der Mensch mit dem Himmel bildet.

Demnach nennt die Akupunktur die im Schädel liegende Energiequelle auch den „Himmel des Menschen“. In althebräischen Texten können wir nachlesen, daß der menschliche Kopf als Bestandteil des Himmels verstanden wurde. In der Genesis wird beschrieben, wie Gott Himmel und

Erde schuf und dann Wasser von Wasser schied. So wie die Wasser unterhalb des Himmelsgewölbes ein Spiegelbild der Wasser oberhalb davon sind, ist der „Himmel des Menschen“ ein Ebenbild des höheren Himmels. Der Rhythmus dieses höheren Himmels wird von der Tätigkeit gewisser Energieformen bestimmt, die Stämme oder Äste genannt werden. Der Mensch ist der Stellvertreter des Himmels auf Erden. Er birgt alle Dimensionen des Universums in sich.

All diese Energien werden durch unsere Wünsche zum Leben erweckt und treten in zweifacher Form durch die Hinterhauptshöhle aus.

Der Unterkiefer

Der Unterkiefer wird im Kieferschläfengelenk bewegt. Dieses Gelenk erlaubt uns zu kauen und den Nahrungsbrei vorzubereiten, indem es die Speisen nach oben drückt. In ihm kommt die Vorstellung der Erde, der Materie, des Schaffensprozesses und der Verwirklichung zum Ausdruck. Hier stoßen wir auch auf das Prinzip der Zahl Zwei, die Dualität. Das Leben, welches durch den Kreis O symbolisiert wird, verströmt sich hier aus den höheren Ebenen als ⌒, indem es der Achse folgt, die den Himmel mit dem Menschen verbindet 7 und sich horizontal über den Erdboden verteilt 2.

Die Bewegung des Unterkiefers geht von unten nach oben. Beim Tod fällt der Unterkiefer nach unten. Je mehr der Mensch in die Senkrechte, nach einer Vereinigung mit seinem höheren Ich strebt, desto mehr schiebt sich die Kinnlade nach hinten. Je mehr er seine Instinkte auslebt, desto weiter vorn liegt sie.

Wer das Kinn nach vorn schiebt, bringt damit einen Willen mit eigenem Interesse zum Ausdruck. Wenn Sie beispielsweise einen aggressiven Menschen mit „horizontaler“, d.h. instinktiv primitiver Kraft vor sich haben, öffnen Sie am besten leicht den Mund und schieben das Kinn nach vorn. Höchstwahrscheinlich wird der Streitsüchtige Sie in Ruhe lassen, weil sein Körper die Botschaft empfangen hat: „Ich bin da, du bist da, und ich tue mich kund.“ (Der berüchtigte Schwarzenegger-Code!)

Der Unterkiefer ist mit dem Kinn verbunden, das wir nur beim Menschen antreffen. Der Unterschied zwischen dem Schädel eines Affen und dem eines Menschen besteht u.a. darin, daß ersterer kein Kinn aufweist. Das Kinn dient dem Ausdruck der Willenskraft. So legten sich die Pharaonen bei Zeremonien einen falschen Kinnbart an, um darzustellen, daß ihr Wille in diesem Augenblick dem göttlichen Recht entsprach.

Der Unterkiefer stellt die konkrete Beziehung zwischen dem Menschen und seiner Umwelt her. Der Oberkiefer zeigt seine innersten Wünsche. Die Art und Weise, wie beide aufeinanderbeißen, gibt Aufschlüsse darüber, wie jemand sich in seiner Umwelt zurechtfindet. Das werden wir bei jedem einzelnen Zahn erneut beobachten können.

DIE PSYCHO-MORPHOLOGISCHE BEZIEHUNG DER ZÄHNE

Die psycho-morphologischen Beziehung eines Zahnes ergibt sich aus seiner Form, seiner Stellung im Mund, seiner Physiologie und seinem Energieniveau und gibt Aufschluß über das vergangene und gegenwärtige Leben eines Menschen.

Wenden wir das folgende, schematische Raster auf die Ebene des Mundes an, so erhalten wir eine erste Definition der Zähne nach Quadranten, die es schließlich ermöglicht, die Zähne einzeln innerhalb dieser Viertel zu untersuchen.

Die horizontale Achse teilt Oberkiefer und Unterkiefer und trennt im übertragenen Sinne den Wunsch vom Gegebenen. Die vertikale Achse grenzt die rechte (der linken Gehirnhälfte entsprechende) Seite des Kiefers, die für Analyse, Verstand sowie alles Materielle und Konkrete steht, von der linken (der rechten Gehirnhemisphäre entsprechenden) ab, in der Feinfühligkeit, Sehnsucht und innere Sinneswahrnehmung zum Ausdruck kommen. Die vier Quadranten können also wie folgt definiert werden:

Die oberen Quadranten: Der Wunsch

Rechts: Ich sehne mich danach, mich nach außen hin mitzuteilen.
Links: Ich sehne mich danach, mein Inneres mitzuteilen.

Die unteren Quadranten: Das Konkrete

Rechts: Ich verwirkliche das Konkrete. Das ist mein Lebenswerk.
Links: Ich konkretisiere meine Feinfühligkeit und alles, was ich in mir trage.

Die rechten Quadranten: Die Zukunft
Die linken Quadranten: Die Vergangenheit

Noch bevor wir mit der eigentlichen Untersuchung der Zähne beginnen, bekommen wir über ein Röntgenpanorama einen Einblick in das Gefühlsleben des Patienten, denn es gibt Aufschluß über völlige oder teilweise Zahnverluste. Bereits zu diesem Zeitpunkt sollten wir uns die Frage stellen, warum davon in vielen Fällen nur die linke oder die rechte Seite beziehungsweise der Ober- oder der Unterkiefer betroffen ist. Oft stellt sich heraus, daß einem Zahnverlust im Oberkiefer Schwierigkeiten beim Ausdruck von Sehnsüchten zugrundeliegen, während fehlende Zähne im Unterkiefer auf Probleme schließen lassen, diese Wünsche in die Wirklichkeit umzusetzen. In Fällen eines mehrfachen, jedoch nur einzelne Quadranten betreffenden Zahnverlustes weist das rechte obere Gebißviertel auf Einordnungsschwierigkeiten hin; das linke obere auf Konflikte bei der Verwirklichung von Existenzwünschen; das rechte untere läßt auf Probleme schließen, das Leben von der konkreten Seite anzupacken; das linke, untere läßt auf fehlende Anerkennung und Zuneigung seitens der Familie schließen.

Es kommt auch vor, daß Zähne einseitige Abnützungserscheinungen aufweisen. Diese Abreibung mit Emailverlust nennt man Mylolyse. Für diese Erscheinung gibt es manchmal keine physiologische Erklärung, aber oft stellt man in einem kurzen Gespräch mit dem Patienten fest, daß er sich von seinen Mitmenschen „aufgerieben“ fühlt. Der Zahnschmelz ist der Schutz des Zahnes. Eine Schwäche auf dieser Ebene läßt auf mangelnden Selbstschutz bei der betroffenen Person schließen.

Die psycho-morphologische Beziehung

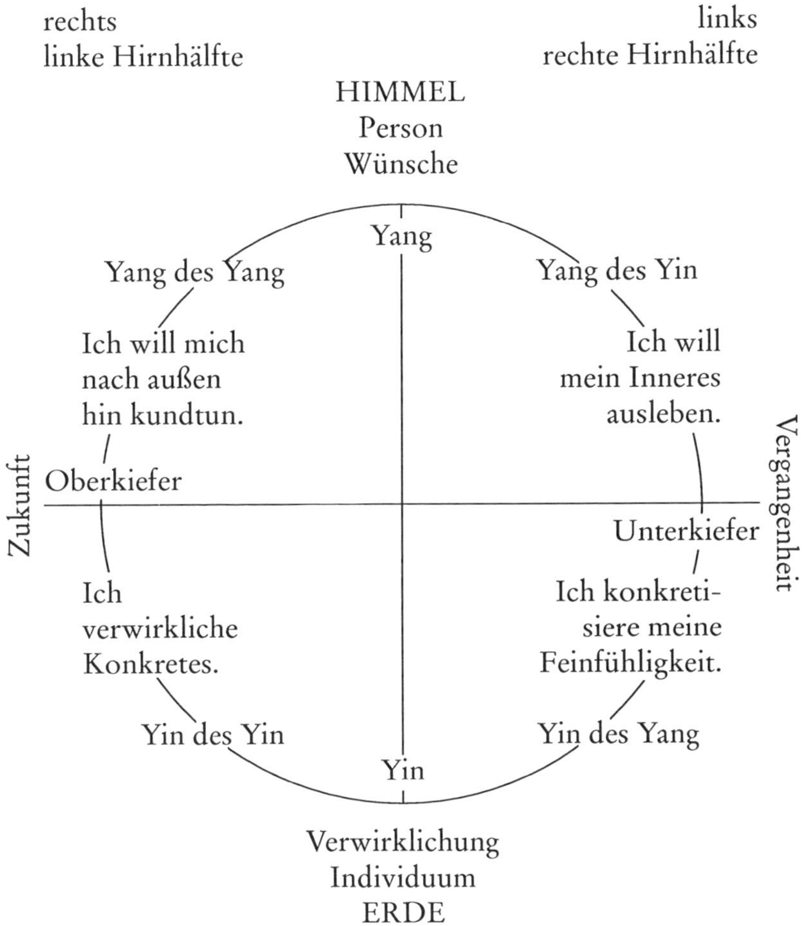

Die Person (*per sonum* = durch den Klang) steht für den Klang, der durch uns läuft. Der Ton ist die Urschwingung, die mit unserer Seele in Einklang steht. Das „Individuum" oder „Ungeteilte" birgt in sich bereits den Beginn der Dualität.

SYMBOLIK DER ZÄHNE

Als Ausgangspunkt für meine Nachforschungen dienten mir, wie bereits erwähnt, die vorderen Schneidezähne. Ich hatte an meinen Patienten beobachtet und von ihnen gelernt, daß die oberen Schneidezähne mit Vater und Mutter in Verbindung stehen. Sie erscheinen zur gleichen Zeit wie die ersten Mahlzähne, d.h. in der Regel während des Übertritts vom Kindergarten in die Grundschule. Es genügt, den Trennungsschmerz zu beobachten, den Mutter und Kind in dieser Phase oft durchleben, um zu verstehen, daß es sich hier um eine ganz besondere Etappe in der Kindheitsentwicklung handelt. Die ersten bleibenden Zähne sind auch die Vorboten einer ganz entscheidenden Veränderung: Der Körper des Kindes verwandelt sich in den eines Erwachsenen. Der kindliche Kiefer beginnt, sich in die Waagrechte und in die Senkrechte auszudehnen, um den nötigen Platz für die Mahlzähne zu schaffen. Zur selben Zeit verändert sich die Rolle, die das Kind innerhalb seiner Umwelt spielt. Der Kreis der Familie, innerhalb dessen sich das Leben bisher in erster Linie abgespielt hat, öffnet sich. Das Kind schafft sich neue Grenzen, die zu einem späteren Zeitpunkt erneut überschritten werden. Ähnlich wie sich der Foetus zum Kind entwickelt, entwickelt sich das Kind auf einer zweiten Stufe zum Erwachsenen.

Auf jedem Kiefer bilden die Zähne Doppelpaare: vier Schneidezähne, vier Backenzähne, vier Mahlzähne. Lediglich von den Eckzähnen und den Weisheitszähnen gibt es jeweils nur ein Paar. Diese paarweise Anordnung der

Zähne spiegelt die Dualität der Welt wider, in der wir leben. Das Gebiß gleicht einem Gewölbe, dessen Schlußsteine die Eckzähne und dessen Grundpfeiler die Weisheitszähne sind.

Das Wachstum der Eckzähne geht Hand in Hand mit dem Beginn der Zeugungsfähigkeit, das der Weisheitszähne vollzieht sich erst, wenn wir alle Ebenen der Umwandlung durchlaufen haben.

So, wie wir durch unsere Mitmenschen lernen, uns selbst besser zu verstehen, dienen uns auch unsere Zähne als Spiegel unseres eigenen Inneren.

Zahnschema

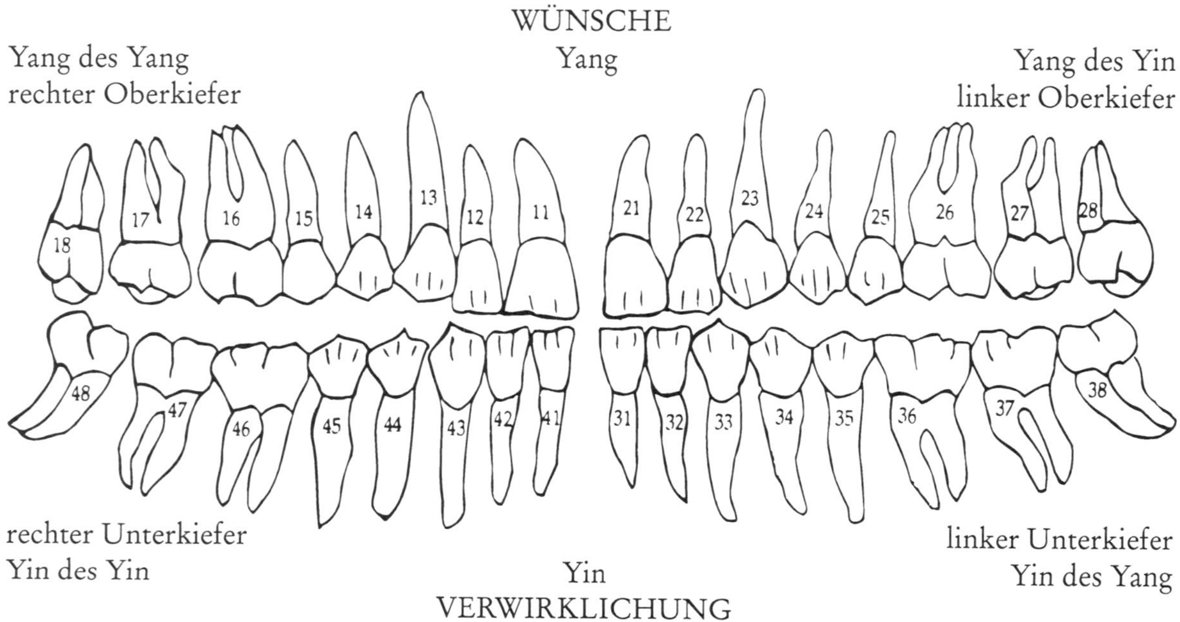
WÜNSCHE
Yang
Yang des Yang
rechter Oberkiefer
Yang des Yin
linker Oberkiefer
18
17
16
15
14
13
12
11
21
22
23
24
25
26
27
28
48
47
46
45
44
43
42
41
31
32
33
34
35
36
37
38
rechter Unterkiefer
Yin des Yin
linker Unterkiefer
Yin des Yang
Yin
VERWIRKLICHUNG

Die vorderen Schneidezähne (Nr. 11, 21, 31, 41)

Gelegentlich liegt ein Zwischenraum oder Diastema zwischen den Schneidezähnen, eine Zahnstellung, die im Volksmund auch als „Glückszähne“ bezeichnet wird. Im allgemeinen haben Menschen mit einem Diastema allerdings Schwierigkeiten, ihre männliche und ihre weibliche Seite gleichermaßen zu integrieren. Für Männer bedeutet dies, daß sie sich von Frauen gleichzeitig angezogen und abgestoßen fühlen. Eine Frau hingegen wird den Mann, mit dem sie lebt, dauernd in Frage stellen. „Glückszähne“ sind also nicht unbedingt Glücksbringer für die betroffenen Mitmenschen.

Der vordere Schneidezahn rechts oben (Nr. 11) entspricht dem männlichen Archetyp. Er steht für den Vater, den Mann, die Autorität, Gott und den Animus (das innere männliche Prinzip in Mann und Frau).

Der vordere Schneidezahn links oben (Nr. 21) entspricht dem weiblichen Archetyp. Er steht für die Mutter, die Frau und die Anima (das innere weibliche Prinzip in Mann und Frau).

Diese Schneidezähne geben also Hinweise darauf, wie wir auf Vater, Mutter und die entsprechenden Archetypen reagieren. Sind diese beiden Prinzipien integriert, so harmoniert das sogenannte innere Paar, d.h. die uns innewohnenden, männlichen und weiblichen Kräfte sind im Gleichgewicht.

Bei einer meiner Patientinnen wackelten die vorderen, oberen Schneidezähne. Sie hegte seit einiger Zeit erfolglos einen Kinderwunsch. Um das eigentliche Problem erkennen zu können, mußte ich zuerst verstehen, was geschehen war. Es stand zu überprüfen, ob ihre Unfruchtbarkeit mit der Blase oder Niere zusammenhing (die auch für unsere Urenergie stehen) oder ob dem Ganzen ein rein funktionales, gynäkologisches Problem zugrundelag. Es stellte sich heraus, daß sie im Alter von 18 Jahren eine Abtreibung gehabt, diese aber nie verkraftet hatte. Die vorderen Schneidezähne stehen auch mit der Einnistung der Eizelle in Verbindung. Im vorliegenden Fall war die Nidation absichtlich unterbrochen worden, ein Umstand, den die Patientin unbewußt nie akzeptiert hatte.

Es kommt häufig vor, daß sich Kinder den ersten bleibenden Zahn, also einen Schneidezahn ausschlagen. Seine verhältnismäßige Größe, seine zentrale Position und der Umstand, das es sich dabei um den ersten der bleibenden Zähne handelt, lassen ein solches Mißgeschick noch schlimmer erscheinen.

Der Sohn eines meiner Patienten hatte sich denselben Schneidezahn abgeschlagen wie sein Vater. Der zweite Sohn sagte einmal zu mir: „Ich hätte auch gern einen kaputten Zahn wie mein Vater und mein Bruder." Es handelte sich bei Vater und Sohn um den linken oberen Schneidezahn Nr. 21, der etwas mit dem Verhältnis zum weiblichen Archetyp zu tun hat. Ganz offensichtlich fanden die Männer in dieser Familie es schwer, ihren Platz gegenüber der Frau/der Mutter zu behaupten.

Ich konnte auch feststellen, daß die Überlagerung eines vorderen Schneidezahnes durch den anderen oft mit der dominanten Rolle eines Elternteiles Hand in Hand geht. Steht der rechte über den linken, herrscht der Vater, überlagert der linke den rechten, dominiert die Mutter. Wächst einer der Schneidezähne nach innen, so können wir davon ausgehen, daß entweder der Vater oder die Mutter eine Schattenrolle in der Familie spielt.

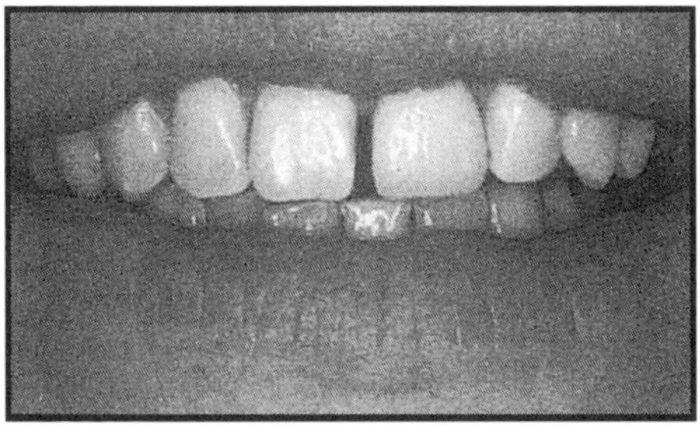

Diastema der vorderen Schneidezähne oben, sogenannte „Glückszähne“

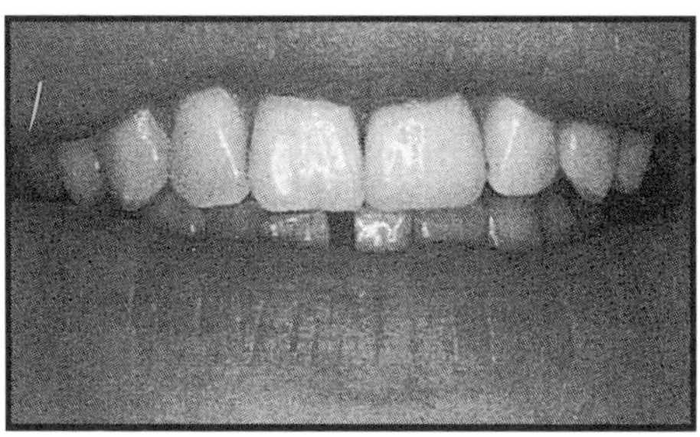

Diastema der vorderen Schneidezähne unten

Besonders bei Bettnässern besteht ein Zusammenhang zwischen den oberen, vorderen Schneidezähnen und den Mahlzähnen Nr. 16 und Nr. 26. Der Mahlzahn steht für den „Platz, den man gern einnehmen möchte“. Diesen kann das Kind jedoch nicht für sich beanspruchen, wenn es in innerem Zwiespalt mit Vater oder Mutter steht. Die Akupunktur geht von einer Verbindung zwischen den Schneidezähnen und den Nieren, der Blase sowie den Harnwegen aus. Auf der Ebene der Gefühle entsprechen sie der Willenskraft und der in den Nieren geballten Kraft, die für die Verwurzelung und die Stabilität des Individuums sorgt.

Die unteren, vorderen Schneidezähne (Nr. 31 und Nr. 41) zeigen, welchen Stellenwert die Eltern im Alltag des Kindes haben.

Einer meiner Patienten hatte oben gutgewachsene vordere Schneidezähne, d.h. ein gutes Verhältnis zu seinen Eltern, unten wiesen die Schneidezähne jedoch eine Lücke auf. Irgend etwas stimmte nicht. Mein Patient hatte einen sozialen Aufstieg erlebt und sich dadurch von der Klasse seiner Eltern entfernt, die er zwar schätzte, mit der er jedoch nicht mehr zu kommunizieren wußte. Das Diastema zwischen seinen zwei Zähnen sprach von diesem Spalt, der sich zwischen ihm und seiner Familie aufgetan hatte.

Der vordere Schneidezahn rechts unten (Nr. 31) gibt Hinweise darauf, wie der weibliche Archetyp, d.h. die Mutter beziehungsweise Anima verstanden und im Alltag gelebt wird.

Im Gegensatz dazu läßt der vordere Schneidezahn links unten (Nr. 41) auf den Einfluß des männlichen Archetyps auf das tägliche Leben schließen.

Den vorderen Schneidezähnen entspricht die Zahl Eins, das Prinzip der ungeschiedenen Energie, die das ganze Potential eines Menschen in sich trägt. Die Astrologie assoziiert diese Zähne mit dem Planeten Uranus und mit der kosmischen Energie, welche Veränderungen bewirkt und die Eingebung fördert.

Das undifferenzierte Kind I ist auf allen Ebenen eins (1) mit Vater und Mutter. Die Schleier der Erkenntnis tun sich auf, und es wird lernen, die männliche von der weiblichen Energie I I zu unterscheiden und sich zwischen beiden Eltern H einzugliedern. In ihm kommt das Lebenspotential O zum Ausdruck, welches es bei der Geburt empfangen hat ♅.

So kann auch der Vergleich zwischen dem rechten oberen Schneidezahn und dem Vater, der Sonne und dem Feuer, sowie zwischen dem linken oberen Schneidezahn und der Mutter, dem Mond und dem Wasser, angestellt werden.

Die seitlichen Schneidezähne (Nr. 12, 22, 32, 42)

Die seitlichen Schneidezähne empfangen die Energie von den mittleren Schneidezähnen und formen sie weiter. Die Position, die sie im Mund einnehmen, läßt Aufschlüsse über das Temperament einer Person zu und zeigt, wie sie in bezug auf die Archetypen reagiert.

Ein rechter seitlicher Schneidezahn, der nach vorn steht, bedeutet, daß die betroffene Person selbst nach vorn gewandt ist und sich ihre Freiheit zu nehmen weiß, obwohl sie vor der Auseinandersetzung mit dem Vater zurückschreckt. Die gleiche Zahnstellung auf der linken Seite betrifft die Auseinandersetzung mit der Mutter.

Fragt man eine solche Person nach ihrer Geschichte, so wird man sehr oft feststellen können, daß sie schon bald innerlich unabhängig war, auch ohne ihr Elternhaus verlassen zu haben.

Wachsen die seitlichen Schneidezähne (Nr. 12 und Nr. 22) über die vorderen, so dominiert das Kind über die Eltern, oder jene sind unscheinbar.

Die seitlichen Schneidezähne können aber auch nach hinten stehen. Das können wir als Zeichen der Unterwürfigkeit deuten, die sich der Autorität des Vaters oder der Mutter fügt, je nachdem, ob es sich dabei um einen rechten oder linken Zahn handelt.

Kariesbefall des linken seitlichen Schneidezahns läßt auf eine Problematik im affektiven Bereich schließen. Bei einem Mann kann das z.B. auf Erwartungen und Gefühle zurückgehen, die von Frauen enttäuscht wurden.

Bei guter Mundhygiene und richtigem, gleichmäßigem Zähneputzen auf beiden Seiten enthüllt Kariesbefall in der Regel ein emotionales Problem. Karies wird durch eine Veränderung des physischen Körpers hervorgerufen, die auf emotionelle Spannungen zurückgeht, welche sich auf diese Weise abzubauen suchen.

Bei manchen Menschen sind die seitlichen Schneidezähne deutlich kleiner als die anderen Zähne und sehen fast aus wie Reiskörner (siehe Abb. S. 48). Dieses Phänomen ist vor allem bei Personen mit freundlichem und friedfertigem Charakter zu beobachten, die in der Regel nicht aggressiv reagieren. Sie unterwerfen sich einem Mann, wenn das Phänomen nur auf der rechten Seite auftritt, oder einer Frau, wenn es links auftritt.

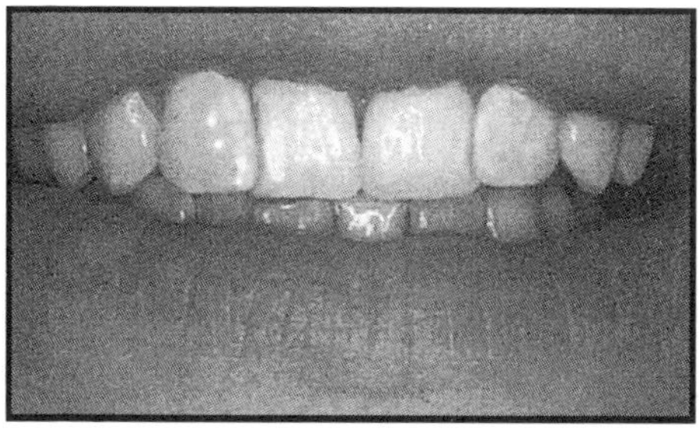

Überlagerung durch die seitlichen Schneidezähne

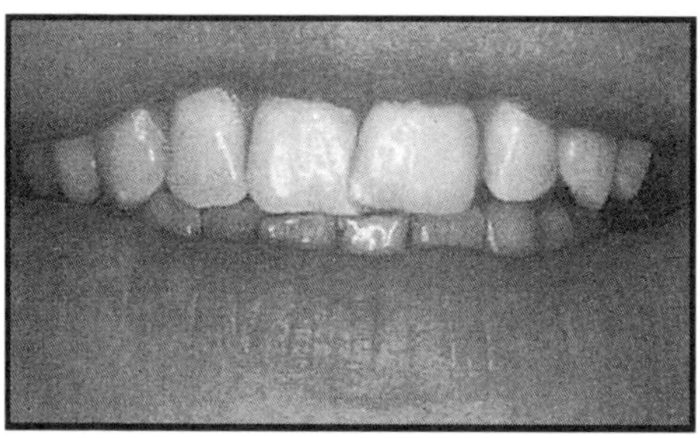

Überlagerung eines vorderen Schneidezahns durch den zweiten

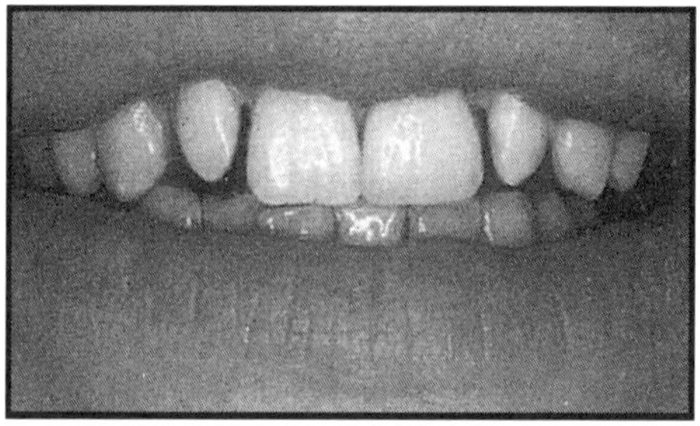

Seitliche Schneidezähne in Reiskornform

Eine Patientin, deren vier obere Schneidezähne sich übereinander verschlossen (wie die Seiten eines Buchs, wenn man es zuschlägt), fragte mich, weshalb ihre Zähne seit kurzem diese eigenartige Stellung eingenommen hatten. Nachdem ich ihr eine mögliche Interpretation unterbreitet hatte, stellte sich heraus, daß sie sich in der Tat sowohl von ihrem männlichen als auch von ihrem weiblichen Archetyp zurückgezogen hatte. Sie hatte sich über einer inneren Wunde völlig verschlossen. Es stellte sich heraus, daß sie ihren Vater sehr früh verloren hatte, ohne die Gelegenheit gehabt zu haben, ihm wirklich nachzutrauern. Ihr Lebensgefährte hatte sie wegen einer anderen Frau verlassen. Sie war vergewaltigt worden und lebte in Zwietracht mit ihrer Mutter. Ihr ganzes Wesen litt Höllenqualen. Nachdem sie begonnen hatte, an sich zu arbeiten, um diese inneren Schwierigkeiten zu überwinden, richteten sich die seitlichen Schneidezähne tatsächlich wieder auf (genau wie sie selbst es tat).

Die seitlichen Schneidezähne entsprechen der Zahl Zwei, der doppelförmigen Energie. Wir wissen bereits, daß sie andeuten, in welchem Verhältnis wir zum ersten Zahn stehen. Die Energie der Eins hat ihre Entsprechung gefunden, mittels derer sie zum Ausdruck gelangen kann. In der Astrologie wird den seitlichen Schneidezähnen der Planet Saturn zugeordnet. Dieser Planet steht für Begrenzung, Verdichtung, Mineralisierung und Materialisierung. Saturn ♄ ist das linke, weibliche Gegenstück zu Uranus und wird durch das Kreuz der vier Elemente symbolisiert.

Das Bewußtsein des Uranus ♅ steigt herab und schlägt Wurzeln ↄ ʔ ♄ in der Materie.

Die Eckzähne (Nr. 13, 23, 33, 43)

Die (bleibenden) Eckzähne erscheinen im Alter von 13 bis 14 Jahren, d.h. am Ende des zweiten von insgesamt drei Transformationszyklen:

Der erste Zyklus von 0 bis 7 Jahren endet mit dem gleichzeitigen Erscheinen der vorderen Schneidezähne und der ersten Mahlzähne. In dieser Zeit formt sich der Mensch auf der Körperebene.

Im zweiten Zyklus von 7 bis 14 Jahren, der mit dem Wachstum der Eckzähne und der Pubertät abschließt, entwickelt er sich auf der emotionalen Ebene.

Der dritte Zyklus, der mit dem Erscheinen der Weisheitszähne im Alter von 21 Jahren endet, geht mit der Integration der spirituellen Ebene einher.

Die Eckzähne erscheinen in einem Alter, in dem nicht nur die sexuelle Reife einsetzt, sondern sich auch das Interesse an der Sexualität entwickelt. Die phallische Form dieser Zähne erinnert daran. Bei Männern, die sich psychologisch kastriert fühlen, kann es zu einer Umkehrung des Eckzahnbisses kommen, d.h. der obere Eckzahn schiebt sich beim Zusammenbeißen hinter den unteren. Einem solchen Mann wird es schwerfallen, seinen Platz als Mann einzunehmen und seine innersten Sehnsüchte zum Ausdruck zu bringen. Verändert man diese Zahnfügung dahingehend, daß der obere Eckzahn wieder über den unteren beißt, so kann man es dem Betroffenen ermöglichen, sich als Persönlichkeit zu behaupten. Der Eckzahn steht mit allen Wandlungen in Verbindung, die der Mensch durchlebt, vom Körperwachstum über die Pubertät bis hin zu den Wechseljahren.

Einmal untersuchte ich einen Jugendlichen, der noch immer seine ersten Eckzähne und seinen Milchmahlzahn links unten hatte. Es fand sich, daß er eine übervorsorgliche Mutter hatte und nicht größer werden wollte, um ihr weiterhin zu gefallen.

Der rechte obere Eckzahn (Nr. 13) steht für die Art und Weise, wie wir uns der Außenwelt zeigen wollen.

Bei einer meiner Patientinnen schien der rechte Eckzahn nicht erscheinen zu wollen. Als wir gemeinsam nach Ereignissen suchten, die dafür verantwortlich sein konnten, erzählte sie mir, daß sie ihre erste Regelblutung im Alter von acht Jahren hatte und daß ihre Brüste zur selben Zeit anzuschwellen begannen. Sie war über diesen Wandel schockiert und schämte sich ihres Körpers, der plötzlich so anders war als der ihrer Freundinnen. Diese Weigerung, eine Frau zu werden, und der Wunsch, von der Umwelt nicht als solche angesehen zu werden, hatten ihr

Unterbewußtsein veranlaßt, den Zahn im Kiefer zurückzuhalten.

Der linke obere Eckzahn (Nr. 23) steht für die innere Haltung, die wir Veränderungen gegenüber einnehmen.

Einer 15 Jahre alten Patientin war ein Eckzahn mit schlechter Ausrichtung im Kiefer stecken geblieben. Es bestand nun die Möglichkeit, das Zahnfleisch aufzuschneiden, um einen Faden am Zahn befestigen und so eine stete Zugkraft auf ihn ausüben zu können. Angesichts dieses bedeutenden Eingriffs befragte ich sie ein wenig über den Verlauf ihrer Pubertät, und es stellte sich heraus, daß sie erst vor wenigen Wochen ihre erste Menstruation gehabt hatte, was ihr sehr mißfiel, da sie ein von Papa und Mama verhätscheltes Einzelkind war. Alles war so schön gewesen, und nun drohte diese innere Umwandlung ihr ganzes Leben gewaltsam auf den Kopf zu stellen, da ihr Körper plötzlich der einer Frau sein sollte. Diese Weigerung äußerte sich durch eine schlechte Ausrichtung und ein verlangsamtes Wachstum des Eckzahns. Ich wählte hier die Bachblüten als Therapie, da es sich allem Anschein nach um eine emotionelle Sperre handelte. Innerhalb von drei Wochen hatte der Zahn ohne jeglichen zahnchirurgischen Eingriff seinen Platz eingenommen.

Der rechte, untere Eckzahn (Nr. 43) ist der Ausdruck all dessen, was wir nach außen hin vollbringen wollen. Es besteht eine besondere Beziehung zwischen diesem Zahn und dem Wachstum des übrigen Körpers. Zum Zeitpunkt seines Erscheinens konzentriert dieser Zahn die gesamte Wachstumsenergie auf sich. Wenn man damit umzugehen weiß, läßt sich dieses Potential in eine ganz bestimmte

Richtung lenken. Die Energie dieses Zahns läßt sich mit der eines Sektkorkens auf einer gut geschüttelten Flasche vergleichen. Eine meiner Patientinnen wuchs innerhalb von sechs Wochen fünf Zentimeter, nachdem ich in einer Akupunktursitzung die mit diesem Eckzahn in Verbindung stehenden Punkte gestärkt hatte. Dieses Ergebnis kann nur darauf zurückzuführen sein, daß sie sich zuvor geweigert hatte, die mit diesem Wachstum verbundenen Veränderungen zu akzeptieren, wodurch die Energien der körperlichen Umwandlung blockiert worden waren.

Der linke untere Eckzahn (Nr. 33) steht für die Art und Weise, in der wir innere Veränderungen zum Ausdruck bringen. Ich konnte oft beobachten, daß sich dieser Zahn bei Menschen, die seelische Wandlungen in Stille mit sich selbst ausmachen, um die eigene Achse nach innen dreht. Die betreffenden Menschen weichen aus, wie der Zahn, um Konflikte mit anderen zu vermeiden.

Die Eckzähne sind von größter Bedeutung. Wenn man sie zieht, stellt man sofort ein radikales Absinken der Vitalität fest, besonders wenn es sich dabei um die unteren Eckzähne handelt. Wir haben es hier mit Zähnen zu tun, die unter allen Umständen erhalten werden sollten.

Der Eckzahn des Elefanten, der Stoßzahn, gilt als Symbol der mit Weisheit verbundenen Macht. Die nach unten gerichteten Eckzähne der Vampire versinnbildlichen eine zerstörerische Kraft, die nach dem Leben strebt und den Tod bringt.

Der Eckzahn ist auch der „Zahn des Auges". „Das Auge symbolisiert das Bewußtsein und die männliche Kraft. Das Stirnauge der Zyklopen sieht, ähnlich wie in Indien das Auge Shivas, alles, was zerstört werden muß, um aus diesem Tod das Leben, aus diesem Verfall die Schönheit, aus diesen Schatten das Licht wiederzugebären“, schreibt Annick de Souzenelle in ihrem Buch *Le symbolisme du corps humain* („Die Symbolik des menschlichen Körpers“).

An späterer Stelle heißt es dort: „Die Eckzähne verhalten sich zu den mittleren Schneidezähnen wie die Konstellation des Hundes zur Sonne am Himmel der Sommersonnenwende. Die Konstellation des Hundes wird beherrscht vom Stern Sirius (einem sehr wichtigen Stern, dem Planeten des Feuers, einem großen Umwandler, von dem es heißt, daß er einst die Atlanter nach Ägypten führte). Der Hund versinnbildlicht das Feuer des Herzens und des Sommers. Die Hitze des Hochsommers wird im Französischen „Hundshitze“[1] genannt. Dem Monat August entspricht in der Astrologie der Löwe, dem die Körperebene des Herzens zugehört.“

Der Hund ist der Freund des Menschen. Er steht für die Herzenstreue, die alle Mißgeschicke überdauert. Der Mensch hat sein eigenes Schicksal, doch trotz all seiner Taten und Wandlungen erkennt ihn sein Hund wieder. In der Mythologie wird Odysseus bei seiner Heimkehr nur von seinem Hund begrüßt, denn das Feuer, welches den Mann zum Helden werden ließ, konnte dem Hund die Identität seines Herrn nicht verbergen.

Der Eckzahn entspricht der Drei, dem Vektor des Lebens, einer Ziffer, welche durch zwei Kreise 8 gebildet wird, die, nach einer Seite offen, übereinanderliegen 3. Sie versinnbildlicht das Leben auf der spirituellen Ebene, die die beiden Teile unserer dualistischen Welt (gleich einem Bruchstrich) voneinander scheidet.

---

1 Anm. d. Übers.: „chaleur caniculaire“. Der gesamte Vergleich beruht auf etymologischer Basis: Schon im Lateinischen geht der Name des „Eckzahnes“ *caninus* (frz. *canine*) auf den „Hund“ *canis* zurück.

Astrologisch gesehen kann der Eckzahn dem Planeten Pluto zugeschrieben werden. Pluto, wird durch das V des lateinischen *vita* (Leben) dargestellt, welches wie auf eine Schranke auf jene horizontale Trennlinie herabsinkt $\underline{V}$, unter der die durch einen Kreis versinnbildlichte unendliche Kraft des universellen Lebens liegt ⯓. Wir haben es hier also sowohl mit den Kräften zu tun,
die wir bereits in uns tragen, als auch mit jenen, die wir von oben her empfangen. So steht Pluto auch für das Talent und die Kunst, durch die wir all unsere rohen Kräfte formen und eine Quelle des Lebens schaffen, die nun auch nach außen fließen kann.

Die vorderen Backenzähne (Nr. 14, 24, 34, 44)

Die vorderen Backenzähne stehen für unser Ich und all unsere Sehnsüchte. Die Bedeutung dieser Zähne könnte umschrieben werden mit „Ich will".

Zieht man Kindern im Rahmen der Kieferregulierung systematisch die Backenzähne, um Platz zu schaffen, so wird dadurch automatisch ihr Ichbewußtsein beeinträchtigt. Sie werden damit sozusagen gewaltsam von einem individuellen in ein eher kollektives System geführt und unterwerfen sich einer Autorität, die sie im Grunde genommen nicht akzeptieren.

Das Knie gehört zu den Körperteilen, die den vorderen Backenzähnen entsprechen. Nicht zuletzt ist der Kniefall ein Zeichen der Unterwürfigkeit und bedeutet die freiwillige Bereitschaft, einer übergeordneten Person oder Sache zu dienen. In der Ritterzeit stellte man das Schwert mit einem Kniefall in den Dienst eines Ideales, eines Herrn oder Gottes, einer Instanz also, die über dem eigenen Ich stand. Es sollte daher niemals aus eigenem

Interesse töten. Bei der Zeremonie des Ritterschlags, wurde dem Ritter das Schwert erst auf die rechte und dann auf die linke Schulter gelegt. Dadurch versprach jener, dem Schwert zu dienen, das ihn zum Ritter schlug. Symbolisch trennte man ihm in diesem Ritual den Kopf ab, um ihn durch den Kopf eines neuen Menschen zu ersetzen. Eingeweihte sollen in diesem Augenblick eine Lichtkugel auf der Ebene des Nackens, also des Halschakras gesehen haben.

Diesem Ritual kam jedoch noch eine weitere, sehr wichtige Bedeutung zu. Es galt von nun an nämlich, seinen eigenen göttlichen Namen zu verteidigen, der auf der Zungenbasis, dem untersten Teil des Halses liegt.

Annick de Souzenelle schreibt, daß wir vor unserem Namen einen Vornamen, vor unserem Vornamen aber einen göttlichen Namen tragen. Die Zähne sind die Zinnen der Festung, die diesen göttlichen Namen zu schützen hat. Die Zunge ist das Schwert, das ihn verteidigt. Unser göttlicher Name ist uns nur in den seltensten Fällen bekannt. Wird er aber ausgesprochen, so übt seine Schwingung eine unwiderstehliche Anziehungskraft auf uns aus. So war auch der eigentliche Name Gottes nur einigen wenigen Priestern bekannt, die ihn niemals aussprachen. Tausende von Namen gibt es, die es uns ermöglichen, uns Gott zu nähern, doch bleibt der eine immer verborgen. Niemand ist imstande, jenen auszusprechen, da man Gott ebenbürtig sein müßte, um ihn erklingen zu lassen.

Der vordere Backenzahn rechts oben (Nr. 14) verrät, wie wir uns nach außen hin zeigen wollen.

Ich untersuchte einmal einen zwölfjährigen Jungen, dessen Zähne alle in Reih und Glied standen, außer diesem Backenzahn, der auf der Innenseite des Zahnbogens wuchs. Der Vater fragte sich, was wohl die beste Lösung für seinen Sohn sei: das Ziehen des Zahns oder eine kieferorthopädische Behandlung. Letztere Möglichkeit gefährdete jedoch die Wurzeln der anderen Zähne – ein ziemlich hoher Preis für den Versuch, einen einzelnen Zahn in die Reihe zu bringen. Dieser in sich gekehrte Jugendliche hatte einen sehr mitteilsamen Zwillingsbruder und aus diesem Grund wohl Schwierigkeiten, seinen eigenen Platz zu behaupten und seine eigenen Wünsche zum Ausdruck zu bringen. Um ihn psychisch auf die gemeinsam beschlossene Entfernung des Zahnes vorzubereiten, hatte ich ihm die Bachblütenessenz Centaury verschrieben, die beim sogenannten „Fußabstreifersyndrom" zur Anwendung kommt. Ich hatte ihm zugleich erklärt, daß er diesen Eingriff als ein Ereignis sehen sollte, welches ihn von seinem Kindsein in einen Lebensabschnitt brachte, in dem er selbst Entscheidungen zu treffen und sich selbst zu bestätigen habe.

Eine andere Patientin hatte sich denselben Zahn ziehen lassen, weil er sie störte, obwohl er völlig gesund war. Ich fragte sie, in welcher Gefühlsverfassung sie sich zur Zeit dieser Operation befunden hatte, und sie erzählte mir, daß ihr Mann sie darum gebeten hatte, ihre Universitätsstudien aufzugeben, um ihn nach Afrika zu begleiten. Sie hatte gegen ihren Willen zugestimmt, unter der Bedingung, ein Kind von ihm zu bekommen. In Afrika angekommen, reagierte sie allergisch auf alle weißen Nahrungsmittel: Brot, Reis, Nudeln usw., und ihr Gesicht war ständig purpurrot. Sie konnte das „Weiße" nicht mehr verdauen. Während ihrer Schwangerschaft war diese Allergie verschwunden, tauchte jedoch nach der Geburt des Kindes sofort wieder auf. Ihr Körper versuchte ihr mitzuteilen, daß er sich etwas wünschte, aber daß die Dinge nicht nach Wunsch liefen.

Der vordere Backenzahn links oben (Nr. 24) entspricht allen Sehnsüchten, die mit unserer Gefühlswelt und unseren Zuneigungen zusammenhängen.

Der vordere Backenzahn links unten (Nr. 34) zeigt, wie wir unsere Wünsche in unserer unmittelbaren Umwelt zum Ausdruck bringen. Hier wird deutlich, in welchem Maße wir imstande sind, anderen unsere Gefühle mitzuteilen.

Der vordere Backenzahn rechts unten (Nr. 44) steht für die Verwirklichung unserer Pläne.

Die Patientin, deren Studien durch die Afrikareise verhindert worden waren, hatte eine Goldkrone auf diesem und eine Amalgamplombe auf dem Backenzahn Nr. 45. Die Beseitigung der Bimetallreaktionen trug dazu bei, ihre Allergien einzudämmen.

Den vorderen Backenzähnen entspricht die Zahl Vier. Es ist dies die ♃, die Gestaltwerdung der Energie der 1, die sich in der Erde verwurzelt. Hier verankert sich die Energie in Raum und Zeit ♃. Die Erde besteht aus den vier Elementen Erde, Feuer, Wasser und Luft, die durch das Viereck symbolisiert werden. Der Gedanke wird konkret, er wird zur Materie.

Dieser Zahn entspricht dem Planeten Mars ♂, dem Feuer, der Leidenschaft und dem Leben in all seiner Bewegung.

Die hinteren Backenzähne (Nr. 15, 25, 35, 45)

Der Schlüsselsatz für die hinteren Backenzähne lautet: „Ich will schaffen.“ Hier kommt das schöpferische Ich zum Ausdruck: Kinder, Liebschaften, künstlerische Werke... Hier sind Wünsche dazu da, in die Wirklichkeit umgesetzt zu werden.

Der hintere Backenzahn rechts oben (Nr. 15) steht für unsere Entwicklung in der Außenwelt. Zunächst geht es da um Kinder, die wir gerne hätten, oder Pläne, die wir verwirklichen wollen. Bei Frauen, die eine Abtreibung oder eine Fehlgeburt hinter sich haben, die ein Kind verloren haben oder unfruchtbar sind, ist dieser Zahn mit großer Wahrscheinlichkeit devitalisiert oder überkront. Bei gut harmonierenden Paaren kann es auch vorkommen, daß sich Probleme mit diesem Zahn bei dem Mann bemerkbar machen, weil er die Empfindungen seiner Frau teilt.

Der hintere Backenzahn links oben (Nr. 25) ist ein ganz besonderer Zahn. Er steht in Zusammenhang mit dem Karma, also auch mit all unseren natürlichen Anlagen, die oft noch ganz tief in uns schlummern. Dieser Backenzahn ist gewissermaßen die ureigene Prägung des Menschen, die anzeigt, weshalb er in diese Welt geboren wurde. Das wurde mir einmal sehr deutlich vor Augen geführt, als ich gerade dabei war, den Zahn einer meiner Patientinnen zu reinigen.

Dieser Zahn verströmte einen intensiven Rosenduft, was bei einem Zahn mit sonst nicht gerade wohlriechendem Kariesbefall umso überraschender war. Ich habe keinen besonders ausgeprägten Geruchssinn und wunderte mich sehr über diesen Duft, ja ich fragte mich, ob meine Sinne mich nicht täuschten. Da der Geruch jedoch anhielt und sogar stärker wurde, ersuchte ich den anwesenden, hellseherisch veranlagten Ehemann der Frau, uns die Ereignisse auf einer subtileren Ebene zu deuten. Er sagte zu seiner Frau: „Komisch, dein Kopf ist so groß wie deine Schultern und dein Körper so dick wie ein Baumstamm, das rührt noch von einer Zeit her, als du ein Zyklop warst! Eine ungeheure Kraft steckt in dir, die noch nicht zum Leben erweckt wurde."

Die verborgenen Fähigkeiten anderer Patienten bestanden im Malen von Ikonen, in Kalligraphie, Tanz, Gruppenanimation, Gesang usw. – Aktivitäten, die ihnen heute in Form von Hobbys Freude bereiten und ihr seelisches Gleichgewicht aufrechterhalten.

Je mehr unsere Lebensweise mit unserem inneren Wesen übereinstimmt, desto leichter können sich unsere Talente entwickeln, und wir können entdecken, worin der Sinn unseres Lebens besteht.

Der hintere Backenzahn links unten (Nr. 35) zeigt, wie wir die Energie der Mutter konkret in unser Wesen integrieren. Wächst dieser Zahn ins Mundinnere, treffen wir in neun von zehn Fällen auf eine erdrückende Muttergestalt. Dies war auch der Fall bei dem kleinen Jungen, dessen Milchzahn dem späteren Backenzahn keinen Platz machen wollte.

Wenn Milchzähne nicht von selbst ausfallen, so heißt das, daß das Kind die Zähne des Erwachsenen entweder nicht bekommen kann oder aber nicht bekommen will. Im erwähnten Fall konnte das Kind nicht wachsen, weil es von seiner Mutter bevormundet wurde. Nach der Entfernung des Milchmahlzahns sah man, daß der Backenzahn darunter eingezwängt lag und sich verwachsen hatte.

Einen Monat später hatte sich der Zahn aufgerichtet, und das Kind war seiner Mutter gegenüber trotzig geworden. Es hatte begonnen, seine Unabhängigkeit zu beanspruchen.

Einer vierzigjährigen Frau war dieser Zahn vor vielen Jahren gezogen worden. Außerdem war ihr vorderer Schneidezahn links oben abgebrochen. Sie klagte über Schmerzen in den Schultern, die kein Therapeut zu lindern vermocht hatte. (Die somatische Entsprechung des Backenzahns Nr. 35 sind die Schultern.) Diese Frau hatte eine übervorsorgliche Mutter, und es fiel ihr schwer, sich dieser gegenüber zu behaupten. Ich behandelte bestimmte Punkte neuraltherapeutisch, und bereits nach wenigen Tagen waren die Schmerzen in den Schultern meiner Patientin verschwunden.

Der hintere Backenzahn rechts unten (Nr. 45) entspricht der konkreten Ausführung unserer Pläne, ganz besonders im beruflichen Bereich. Einschneidende berufliche Veränderungen können Auswirkungen auf diesen Zahn haben.

Den hinteren Backenzähnen wird die Zahl Fünf zugeordnet. Es ist dies die durch die Vier $^{4}_{5}$ verwurzelte Energie, welche nun in der Materie zum Leben erweckt wird $^{4}_{5}$. Es handelt sich dabei um eine Energieform, wie sie auch von der Spitze einer Pyramide zu deren Basis hinabläuft. Esoteriker bezeichnen die Fünf als die Zahl Christi, die Zahl des Wortes, die göttliche Ziffer der Vollendung und der Schöpfung.

In der Fünf steckt auch das Sinnbild des vergöttlichten oder gottähnlichen Menschen, der durch einen fünfzackigen Stern symbolisiert wird, wie wir ihn auch bei Leonardo da Vincis „Mann im Rad“ sehen können.

Wir haben fünf Sinne, fünf Finger an jeder Hand und fünf Zehen an jedem Fuß, und die Quersumme unserer zweiunddreißig Zähne ergibt ebenfalls fünf (3 + 2 = 5).

In der Kabbala wird der fünfte Buchstabe He mit dem Atem gleichgesetzt, der durch den Mund strömt.

Die hinteren Backenzähne gehören der Venus, dem Planeten der schöpferischen Liebe an. Das Leben, versinnbildlicht durch den symbolischen Lebenskreis ○, wird hier in die stoffliche Welt geboren ♀.

Die vorderen Mahlzähne (Nr. 16, 26, 36, 46)

Sie erscheinen im Alter von 6 bis 7 Jahren, wenn das Kind sich selbst zu behaupten beginnt: „Ich will dies, und ich will jenes." Das Kind versucht sich durchzusetzen, bleibt aber noch „gehörig"; mit vierzehn Jahren, in einer weiteren Schlüsselperiode, wird der Jugendliche dann plötzlich „ungehörig". Diese Zähne können also generell mit dem Stellenwert in Verbindung gebracht werden, den wir einnehmen wollen.

Der vordere Mahlzahn rechts oben (Nr. 16) steht demnach für den Rang, den wir in der Außenwelt besitzen möchten.

Eine jugendliche Patientin litt seit langem unter Schmerzen. Ich behandelte sie, ersetzte die Amalgame durch Komposita und erneuerte ihre Krone mit ungiftigem Metall. Trotz der Behandlung blieben die Schmerzen. Also suchte ich in den Erinnerungen ihrer Gefühlswelt und fand da ein rot gekleidetes Mädchen von fünf oder sechs Jahren vor, welches ständig weinte. In der Tat war zu jener Zeit die Großmutter verstorben, und das Kind hatte das Gefühl gehabt, von seiner Mutter vergessen zu werden, weil diese sich in ihr eigenes Leid vergraben hatte. Nachdem die Patientin über diese Ereignisse gesprochen und sie sich dadurch bewußt gemacht hatte, verschwanden ihre Schmerzen schlagartig.

Einen jungen Mann, bei dem dieser Zahn von Karies befallen war, fragte ich, ob ihm in letzter Zeit bestimmte Pläne mißlungen seien. Er erzählte mir, daß er bei der Abschlußprüfung seiner Apothekerstudien durchgefallen sei und seinen Berufswunsch hatte aufgeben müssen.

Der vordere Mahlzahn links oben (Nr. 26) entspricht der Rolle, die wir gerne einnehmen würden, um unsere Empfindungen ausdrücken zu können. Bei dem gescheiterten Apotheker aus dem eben erwähnten Beispiel wurde in der Folge auch dieser Zahn von Karies befallen.

Als dieser Mahlzahn bei einer sechzigjährigen Dame zu wackeln begann, dachte ich zunächst an Durchblutungsprobleme und leitete eine Paradontosebehandlung in die Wege, um die Zahnfleischentzündung zu hemmen. Außerdem wuchs der hintere Backenzahn links unten (Nr. 35) nach außen. Da die unteren Backenzähne ebenfalls mit den Knien in Verbindung stehen, fragte ich sie, ob sie jemals dort Probleme gehabt hatte. Sie berichtete mir, daß sie im Alter von zehn Jahren, also zu der Zeit, in der die Milchmahlzähne von den Backenzähnen abgelöst werden, am Knie operiert worden war. Doch handelte es sich auch hierbei lediglich um ein Symptom, dessen Ursache auf einer tieferen Ebene zu suchen war. Auf die Frage nach ihren Familienverhältnissen zu jener Zeit erwiderte sie mir in sehr verärgertem Tonfall: „Meine Eltern hatten sich scheiden lassen. Mein Vater verließ das Haus, und wenn ich ihn jetzt vor mir hätte, würde ich ihm die Tür vor der Nase zuschlagen." Jenes Ereignis steckte noch immer in dem Zahn, und ich begann zu verstehen, daß das Wackeln kein Durchblutungsproblem war. Die Patientin war nicht in der Lage, die vergangenen Ereignisse aufzuarbeiten, und daher bestand die einzige Lösung darin, den Zahn zu ziehen, was nicht nur die Schmerzen, sondern auch die inneren Konflikte linderte.

Der vordere Mahlzahn links unten (Nr. 36) entspricht unserem Wunsch, geliebt zu werden. Manchmal fragen Kinder, ob ihre Eltern sie vielleicht irgendwo gefunden hätten und ob sie wirklich ihre Eltern seien. Sie fühlen sich nicht so geliebt, wie sie es gerne hätten, und missen die elterliche Aufmerksamkeit.

Oft ist dies der erste Zahn, der von Karies befallen wird, weil er zu einer Zeit erscheint, in der das Kind versucht, seine Emotionen zu integrieren, und die ersten Gefühlsdramen durchmacht.

Eine junge Frau, bei der eine Brücke diesen Zahn ersetzte, erinnerte sich, daß jener Zahn ihr nicht nur vor, sondern auch nach dem Ziehen große Schmerzen bereitet hatte. Auf der Suche nach der „Zahnerinnerung" stellte sich heraus, daß sie in ihrer Kindheit ihren älteren Bruder verloren hatte. Ihr Vater hatte seinem Sohn derart nachgetrauert, daß sie das Gefühl gehabt hatte, ihren Platz in seinem Herzen verloren zu haben.

Es kann in diesem Zusammenhang auch kaum als Zufall bewertet werden, daß diese Frau lange Zeit an Gebärmutterhalskrebs gelitten hatte, der jedoch glücklicherweise geheilt werden konnte. Die vorderen, unteren Mahlzähne stehen in Zusammenhang mit dem Unterleibsdreieck, das von den Hüften und den Geschlechtsorganen gebildet wird.

Ich hatte eine etwa vierzigjährige Patientin, die keine Kinder bekommen konnte. Sie war seit einiger Zeit erfolglos in Behandlung. Zu mir kam sie, weil sie sich ihrer Amalgamplomben entledigen wollte. Angesichts ihrer gynäkologischen Schwierigkeiten sah ich mir den Mahlzahn Nr. 36 besonders genau an. Nach der Behandlung nahm ich den Zahn zwischen meine Finger, um osteopathisch seine Beweglichkeit festzustellen. Er war völlig blockiert. Während ich ihn bewegte, suchte ich psychopathotaktisch nach der Botschaft, die in diesem Zahn verborgen lag. Da sah ich meine Patientin als fünf- oder sechsjähriges Mädchen an einen Hühnerstall gelehnt dastehen. Ich fragte sie, was es damit auf sich hatte, da sie bei diesem Bild zugleich Anziehung und Abneigung empfand. Es stellte sich heraus, daß sie es nicht ertragen konnte zu sehen, wie den Hühnern der Hals umgedreht wurde. Sie hatte ihr Leben lang Abscheu vor Federn gehabt. Man tötete da das Huhn, welches Leben schenkte, und das hatte sich ihr eingeprägt. Leben zu spenden, bedeutete den Tod.

Eine weitere Patientin litt an Multipler Sklerose. Als ich ihren Zahn behandelte, sah ich sie mit Hilfe der Psychopathotaktie als fünf- oder sechsjähriges Mädchen vor einem hohlen Baum stehen. Ich fragte sie, ob sie ein Familienmitglied verloren habe, und sie antwortete: „Eine Schwester vor meiner Geburt, und meine Eltern gaben mir denselben Vornamen." Diese Frau hatte immer im Schatten ihrer verstorbenen Schwester gelebt, während ihre eigene Existenz nie anerkannt worden war.

Ihr Thema „Ich kann nicht existieren, weil sich eine Tote vor mich stellt" kam auch in ihrer Krankheit zum Ausdruck. Bei der Multiplen Sklerose ist der Energiefluß im Knochenmark unterbrochen, das Leben wird in seinem Urgrund verneint.

Der vordere Mahlzahn rechts unten (Nr. 46) repräsentiert das Feste vom Festen: die Arbeit. Schwierigkeiten bei der Gründung eines Betriebes oder bei der Verwirklichung eines wichtigen Projektes können zu den verschiedensten Symptomen an diesem Zahn führen, weil es sich in beiden Fällen um eine Art Geburt handelt.

Dieser Mahlzahn steht in Zusammenhang mit dem Tod und der Wiedergeburt. Jeder Beginn bedeutet auch das Absterben veralteter Strukturen und die Geburt völlig neuer. In Redewendungen wie „Eine Idee wird geboren" und „das tägliche Brot wird im Schweiße des Angesichts verdient" finden wir sowohl das Geburtsmotiv wieder als auch das Element Wasser, das bei der Geburt eine große Rolle spielt.

In der Akupunktur entspricht das Ohr der Niere. Das Element der Nieren ist das Wasser, dessen negative Seite sich als Angst äußert.

Eine Frau litt unter häufigem Ohrensausen und konnte deswegen weder Radio hören noch fernsehen, sondern mußte jeglichen Lärm fliehen, indem sie sich in einen abgeschiedenen Raum zurückzog. Darunter litt natürlich auch ihre Partnerschaft. Als ich in der Erinnerung des Zahnes forschte, sah ich meine Patientin an einem Strand stehen und hilflos zusehen, wie ihr Sohn verzweifelt versuchte, gegen die starke Strömung anzuschwimmen. Die Ängste, die sie dabei ausgestanden hatte, waren so schlimm gewesen, daß sie das Ereignis völlig verdrängt hatte.

Bei einem anderen Patienten eiterte derselbe Zahn immer noch, obwohl der Nerv schon längst gezogen war. Sobald der Patient übermüdet war, reagierte der Zahn. Es stellte sich heraus, daß der Mann im Alter von sieben Jahren beinahe ertrunken wäre. Er konnte sich noch genau daran erinnern, wie ihm das Salzwasser in den Lungen brannte und wie ihn die Panik überkam, bevor er das Bewußtsein verlor.

In beiden Fällen hätte eine zahnenergetische Behandlung nicht ausgereicht. Es bedurfte einer Gefühlstherapie mit ätherischen Ölen, Bachblüten, Homöopathie, Psychotherapie usw.

Den vorderen Mahlzähnen entspricht die Zahl Sechs. Die sechs Spitzen bilden den Davidsstern, der aus zwei Dreiecken besteht, dem Wasser (mit der Spitze nach unten) und dem Feuer (mit der Spitze nach oben). Hier haben wir es mit der Vereinigung des männlichen und des weiblichen Prinzips in uns selbst zu tun. Wir finden unseren Platz erst, wenn wir beide völlig in unsere Persönlichkeit integriert haben. Der Planet dieses Zahnes ist Jupiter, die gerechte und unparteiische Autorität, welche anerkannt und akzeptiert wird, weil sie ihre Quelle in der Weisheit hat. Das Zeichen Jupiters wird oft als Abwandlung des Symbols des Planeten Uranus gesehen, von dem ein Arm abweicht, um sich auf der menschlichen und spirituellen Ebene zu entwickeln ♅ ♃.

Die Sechs ist die verstofflichte Energie 5, die zu ihrer Quelle zurückkehrt 6.

Die hinteren Mahlzähne (Nr. 17, 27, 37, 47)

Die (bleibenden) hinteren Mahlzähne erscheinen im Alter von zwölf Jahren. Sie spiegeln unsere Beziehung mit der Umwelt wider, d.h. sie zeigen, wie wir uns auf unsere Umwelt projizieren und welches Bild sie uns zurückwirft. Hier sehen wir, wie unsere Mitmenschen auf uns reagieren.

Durch den hinteren Mahlzahn rechts oben (Nr. 17) kommen Ereignisse zum Ausdruck, welche mit den äußeren Umständen von Arbeit und Alltagsleben zusammenhängen.

Draufgängerische Menschen kommen mit ihresgleichen gut aus. Stehen sie jedoch phlegmatischen Typen gegenüber, entstehen Spannungen, die beim einen Wut, beim anderen Fluchtverhalten auslösen. Diese Art von Erregung kann sich in einer Erkrankung dieses Mahlzahnes äußern.

Der hintere Mahlzahn links oben (Nr. 27) steht für das affektive Verhältnis zu unseren Mitmenschen. Hier können wir sehen, ob wir mit unserem Nächsten harmonisieren.

Nach einer Zahnbehandlung untersuchte ich den betroffenen Zahn einer Patientin mittels osteopathischer Bewegung. Da sah ich sie als etwa zehnjähriges Mädchen mit einer Kunststoffpuppe vor mir stehen. Mit dieser Puppe teilte sie ihr Innenleben, da die Kommunikation innerhalb ihrer Familie gestört war. Meine heute 62jährige Patientin bestätigte mir die Bedeutung, die diese Puppe für sie gehabt hatte, und vertraute mir an, daß diese sogar Bestandteil ihres Hochzeitsgepäcks war. Doch auch in ihrer Ehe und in ihrer eigenen Familie erlebte sie dieselben Kommunikationsprobleme, da sie immer in sich verschlossen geblieben war.

Wird in einer Beziehung die Erwartungshaltung des einen Partners durch den anderen enttäuscht, kann das diesen Mahlzahn in Mitleidenschaft ziehen.

Entschließt sich ein Mann beispielsweise, eine Wohnung auf seinen Namen zu kaufen, ohne dabei die Wünsche seiner Frau in Betracht zu ziehen, so kann das bei der Frau eine solche Enttäuschung hervorrufen.

Setzt der Mann sein Vorhaben in die Tat um, so kommt dies bei der Frau im Zahn Nr. 37 zum Ausdruck. In diesem hinteren Mahlzahn links unten wird die Enttäuschung, die sich in Nr. 27 angedeutet hatte, konkret.

Der hintere Backenzahn rechts unten (Nr. 47) steht für Beziehungen und ihre Umstände. Auch hier können Streitigkeiten für Zahnschäden verantwortlich sein.

Die hinteren Backenzähne entsprechen der Zahl Sieben. Auf seinem Weg zurück zu seinem Ursprung 6 wird der Mensch als Erdenwesen zum vollendeten Ausdruck der drei Ebenen 7, der physischen, der affektiven und der spirituellen. Er wird zu einer Brücke zwischen Himmel und Erde.

Der Planet der Mahlzähne ist Merkur, der Götterbote und Herr der Überlieferung, der Kommunikation und des allgemeinen Austausches. Wir finden hier das Symbol der Venus ♀ wieder, welche die kosmischen Energien im Kelch Neptuns auffängt ☿.

Die Weisheitszähne (Nr. 18, 28, 38, 48)

Die ersten Weisheitszähne erscheinen in der Regel nicht vor dem 21. Lebensjahr, in einem Alter also, in dem der letzte Siebenjahreszyklus, der der spirituellen Ebene, integriert ist. In ihnen kommt die individuelle Energie zum Ausdruck, die mit dem kollektiven und universellen Bewußtsein in Verbindung steht. Diese Zähne stehen für unsere Fähigkeit, uns mit unserem mystischen Ich in Einklang zu bringen.

Im Gegensatz zu den anderen Zähnen kommen den Weisheitszähnen zwei Bedeutungen zu: Hier bekommen wir Aufschlüsse über den Menschen in der spirituellen Welt, aber auch über die Welt, in der er sich entwickelt. Die spirituelle Welt kann auf mystische, aber auch auf esoterische Weise erschlossen werden.

Fehlen diese Zähne, so läßt das darauf schließen, daß sich die fragliche Person eher am Weg des analytischen Wissens als an dem der Mystik orientiert.

Es kommt auch vor, daß die Weisheitszähne nur in einem Kiefer wachsen. Sind sie beispielsweise nur im Oberkiefer vorhanden, so können wir davon ausgehen, daß die Person das Vorhandensein unsichtbarer Ebenen zwar erkannt hat, sich jedoch dagegen sträubt, sie in die tägliche Praxis umzusetzen. Weist hingegen nur der Unterkiefer Weisheitszähne auf, so bedeutet das, daß der Mensch sehr konkret daran arbeitet, sich in diese Welt einzufügen.

Die Weisheitszähne wachsen am Ende des Kieferknochens, dort, wo die waagrechte Achse in die senkrechte übergeht. An dieser Stelle kreuzen sich die Energien der irdischen und der spirituellen Ebene, die durch jeden Weisheitszahn auf den Halbbogen seiner Kieferseite verteilt werden. Beginnt der Mensch an seiner spirituellen oder materiellen Dimension zu arbeiten und seine Fähigkeiten in diesen Bereichen zu entwickeln, so betrifft das die Weisheitszähne. Stößt er in seiner Welt nun auf Einordnungsprobleme, so kann das Störungen im Bereich dieser Zähne auslösen.

Der Weisheitszahn rechts oben (Nr. 18) entspricht der Kraft, die wir bei dem Versuch entwickeln, uns in die materielle und spirituelle Welt zu integrieren.

Der Weisheitszahn links oben (Nr. 28) kann Aufschlüsse über tiefliegende Ängste geben, von der materiellen und spirituellen Welt verstoßen zu werden, in der die betroffene Person sich entwickeln möchte.

Der Weisheitszahn rechts unten (Nr. 38) spiegelt die Fähigkeit wider, der Umwelt eigene Gefühle mitzuteilen.

Der Weisheitszahn links unten (Nr. 48) versinnbildlicht die physische Energie, die freigesetzt wird, wenn wir unseren Platz in dieser Welt finden.

Die Weisheitszähne stehen mit der Zahl Acht in Verbindung. Der Mensch hat das Prinzip des Lebens in einer dualen 8, nämlich dieser irdischen Welt verwirklicht. Er hat in seiner menschlichen Existenz das Prinzip der Unendlichkeit erfahren und seine Unsterblichkeit erkannt. Eine liegende Acht ∞ ist auch das Zeichen für Unendlichkeit in Raum und Zeit.

Die Weisheitszähne entsprechen dem Planeten Saturn ♄, welcher der kosmischen Energie Form verleiht. Daher können diese Zähne auch mit dem Mythos der Gaia in Zusammenhang gebracht werden.

In der griechischen Mythologie ist Gaia die Mutter des Universums, die fruchtbare Frau schlechthin, die alle Sterne und das gesamte All hervorgebracht hat. Sie gebar auch Uranus, mit dem sie selbst wiederum Kinder zeugte. Uranus jedoch entledigte sich dieser Kinder, indem er sie an einen geheimen Ort im Mittelpunkt der Erde warf. Die Kinder verbrauchten all ihre Energie im Kampf gegen ihren Vater. Nur Saturn wußte sich zu beherrschen und konnte so seine Kräfte bewahren, um später zur Tat zu schreiten. Er entmannte Uranus, indem er dessen Hoden ins Meer warf. Aus der Vereinigung der Hoden mit dem Schaum des Meeres wurden die Töchter der Venus geboren, durch die sich die Schöpfung auf einer niedrigeren

Ebene fortsetzte. Saturn aber, der im Bauch der Gaia herangewachsen war, behielt das kosmische Wissen.

Heute werden die Weisheitszähne oft systematisch gezogen. So wird dem Menschen der Zugang zu den Kräften des Universums erschwert. Man zerstört dadurch die Polarität, die es ihm erlaubt, sich mit der universellen Erkenntnis zu verbinden.

KAPITEL 3

MENSCHHEITSGESCHICHTLICHE ANMERKUNG

Der Mensch des 20. Jahrhunderts weist eindeutig nicht mehr denselben Körperbau auf wie ein Neandertaler, dessen Unterkiefer sehr gut ausgebildet war. Das Leben des Neandertalers war vom Kampf um das tägliche Überleben geprägt, und was seine Ernährung anging, ließ er sich höchstwahrscheinlich ganz von seinen Instinken leiten.

Der Mensch der Neuzeit weist hingegen eindeutig die Morphologie eines „Hirnwesens“ auf, eines Wesens, das seine Instinkte zugunsten der Entwicklung seiner intellektuellen Fähigkeiten weitgehend vernachlässigt. Das zeigt sich darin, daß seine Stirn höher und breiter geworden ist, während der Unterkiefer sich zurückgebildet hat.

Diesen Entwicklungen im Knochenbau scheint die Entwicklung der Zähne nicht standgehalten zu haben. Ihre Form hat sich seit der Steinzeit praktisch nicht verändert. Kurz, sie haben sich nicht wie der übrige Körper umgestaltet, sondern haben ihre ursprüngliche Größe behalten, während ihre Grundlage geschrumpft ist.

DIE ENERGIEEBENE DER ZÄHNE

Die Energieebene der Zähne besteht aus dem gesamten Zahn und der Zahnhöhle, in die er eingebettet ist. Bei einer Zahnbehandlung sollte immer dieser ganze Komplex in Betracht gezogen werden.

Der Zahn ist in einem porösen Knochen verankert, mit dem er durch eine Reihe elastischer Fasern verbunden ist. Dieser Apparat der Zahnaufhängung wird Paradontium oder Paradentium genannt. Er ist zu 65 Prozent mineralisch (Knochen) und zu 35 Prozent organisch (Bindegewebe).

Im Paradontium findet auf Zellularebene ein reger Informationsaustausch zwischen Zahn und Körper statt. Erkrankt es, beginnen die Zähne zu wackeln. Diese Beweglichkeit ist in der Regel auf einen Mangel an Nährstoffen, Streß oder andere Einflüsse zurückzuführen, die die betroffene Person daran hindern, „ins Leben zu beißen wie in einen Apfel".

Der Zahnschmelz ist zu 95 Prozent mineralischer und zu 5 Prozent organischer Natur (Eiweiß). Je reiner die Mineralstoffe sind, desto besser spiegelt sich das Licht in ihnen. Hier wird die Verbindung ersichtlich, die zwischen Zahnschmelz und Bewußtsein besteht.

Das Dentin oder Zahnbein wird von Tausenden von winzigen Röhrchen durchzogen, durch die der Austausch zwischen Zahn und Körper stattfindet. Es setzt sich zu 65 Prozent aus mineralischen und zu 35 Prozent aus organischen Stoffen zusammen und steht mit dem ätherischen Körper in Verbindung.

Das Zahnmark befindet sich im Herzen des Zahns. Es besteht aus Blutgefäßen, Nerven und organischem Bindegewebe. Wie Wasser und Blut steht es mit der Gefühlswelt und dem Astralleib in Zusammenhang.

Kinder, die von der Schule überfordert sind, leiden schon früh unter Streßsymptomen. Die daraus folgenden Ermüdungserscheinungen und emotionellen Störungen ziehen auch das Zahnbein in Mitleidenschaft. In solchen Fällen stoßen wir auf Formen innerer Karies, bei denen der äußere Zahnschmelz nicht angegriffen ist.

Die Zahnwurzel sitzt in der Zahnhöhle, einem Knochen, der seinerseits in einen anderen eingebettet ist. In der Akupunktur besteht ein Zusammenhang zwischen diesem Knochen und den Nieren, die wiederum mit der Willenskraft in Verbindung gebracht werden. Die Zahnwurzel kann also auch Aufschluß über die Willenskraft einer Person geben. Wird bei zahnorthopädischen Korrekturen zu starker oder zu akuter Druck auf bestimmte Zähne ausgeübt, so kann das Zahnwurzelschwund auslösen und schließlich sogar die ganze Wurzel absterben lassen. Diesen Fall konnte ich einmal bei den seitlichen Schneidezähnen eines Kindes beobachten. Die Zähne standen in Reih und Glied, aber sie hatten keine Wurzeln mehr.

In den meisten Fällen werden zahnorthopädische Eingriffe eher aus ästhetischen als aus praktischen Gründen vorgenommen. Sich die Zähne geradebiegen zu lassen, ist meist nur ein weiterer Versuch, den gesellschaftlichen Vorstellungen von Schönheit entgegenzukommen. „Rückfälle" kommen häufig vor und werden von den Eltern der betroffenen Kinder meist nur widerwillig hingenommen. Wenn wir allerdings verstanden haben, daß die Zahnstellung ein Spiegel der Gefühlswelt ist, wissen wir, warum sich die Zähne immer wieder in ihre ursprüngliche Stellung zurückdrängen, solange die zugrundeliegenden Spannungen nicht aufgelöst sind.

Abgesehen davon treten Probleme mit den Zahnwurzeln oft dann auf, wenn eine Person ihren Willen nicht behaupten kann oder wenn der Wille in irgendeiner Form gebrochen wird.

Die Energieebene des Zahnes

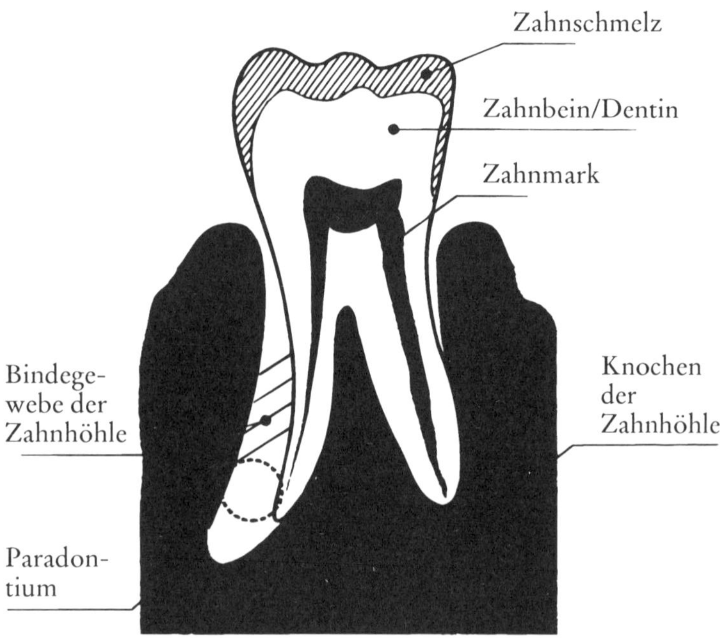

DER KIEFER UND DIE CHAKRAS

Das Sanskrit-Wort *Chakra* (Rad) bezeichnet ein Zentrum feinstofflicher Energie im Astralkörper des Menschen – einen Punkt, an dem Seelisches und Körperliches ineinander übergeht und sich durchdringt. Es gibt sieben Hauptchakras entlang der Wirbelsäule, die in geöffnetem Zustand jeweils ganz spezifische Energien verfügbar machen und für eine bestimmte Form des Austauschs zwischen Mensch und Umwelt sorgen. Die spezifischen Eigenschaften der einzelnen Chakras können auch mit den Zähnen in Verbindung gebracht werden.

Aufschlüsse darüber, welche Energie durch einen zu behandelnden Zahn fließt, können wir bekommen, indem wir den Ober- oder Unterkiefer wie einen Halbkreis über die verschiedenen Energiezentren projizieren, wobei die Schneidezähne immer genau über dem Chakra liegen.

Erste Projektion: Verläuft der imaginäre Bogen auf der Ebene des Halschakras, dann liegen die Schneidezähne auf der Höhe des Kehlkopfes, während den Eckzähnen der Schulterbereich zugeordnet wird.

Menschen mit Schilddrüsenproblemen fällt es oft schwer, sich in die Gesellschaft zu integrieren, in der sie leben. Solche Probleme äußern sich meist in einer besonderen Anfälligkeit der Schneidezähne. Das Halschakra ist unser Ausdruckszentrum, der Bereich also, über den wir verbal mit unserer Umwelt in Kontakt treten. Führt die fragliche Person ein bewußtes Leben, so ist sie in der Regel offen für die Stimme ihrer Intuition und hat keine Probleme, diese

Stimme auch über das „Wort“ nach außen hin laut werden zu lassen. Personen, die sich eher von ihren Gefühlen hinwegreißen lassen, haben hingegen oft Schwierigkeiten, sich in einer Form zum Ausdruck zu bringen, die klar ist und von anderen auch klar verstanden wird.

Ich hatte eine Patientin, deren vordere Schneidezähne unten bereits seit einigen Jahren wackelten und inzwischen völlig lose waren. Obwohl sie schon lange Zeit in Frankreich lebte, fühlte sie sich immer noch als Ausländerin und als solche von der Gesellschaft ausgestoßen, in der sie lebte. Sie litt außerdem unter Problemen mit der Schilddrüse und ließ sich schließlich sogar an der Schilddrüse operieren. Der Zusammenhang zwischen den Schneidezähnen, der Schilddrüse und der Schwierigkeit der gesellschaftlichen Eingliederung war hier besonders deutlich.

Zweite Projektion: Wir setzen die oberen oder unteren Schneidezähne über dem Solarplexus in der Magengegend an, wobei die Eckzähne auf dem imaginären Zahnbogen wieder über den Schultern zu liegen kommen.

Ein sonst sehr ruhiger Patient sprang schreiend auf, als ich ihn bei einer Kariesbehandlung an einem oberen, seitlichen Schneidezahn berührte. Ich fragte ihn, ob er Magenprobleme habe, was er jedoch verneinte. Alles sei in bester Ordnung, aber er habe ohnehin gleich einen Termin zur Generaluntersuchung. Am nächsten Tag erfuhr ich, daß man dabei einen bösartigen Magenkrebstumor festgestellt hatte.

Die Magengegend steht auch mit unserer Gefühlswelt in Verbindung. Probleme mit den entsprechenden Zähnen können demnach auch auf schlecht verdaute Emotionen hinweisen.

Projektion des Kiefers auf die Chakras

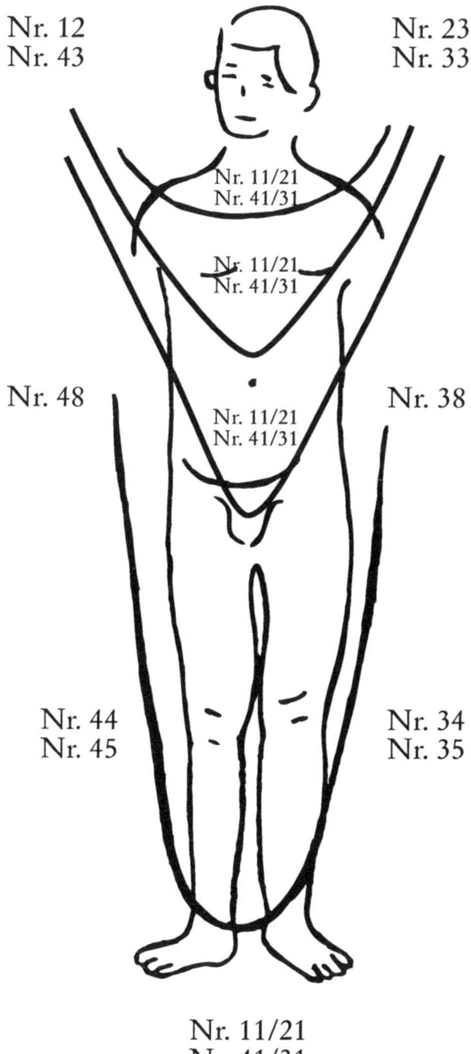

Dritte Projektion: Die mittleren Schneidezähne oben oder unten werden auf die Ebene des Sakralchakras, also etwa in Höhe der Blase projiziert. Die Eckzähne liegen dann auf der Höhe der Eierstöcke und die Weisheitszähne in Höhe des Beckens. Im Sakralchakra konzentrieren sich die Energien des physischen Körpers, der Fortpflanzung, aber auch der Kreativität ganz allgemein.

Vierte Projektion: Setzt man die oberen und unteren Schneidezähne auf der Ebene der Füße an, dann entsprechen die Backenzähne den Knien und die Weisheitszähne der Beckengegend. Hier haben wir es mit der Energie des Wurzelchakras zu tun.

Einer unserer Freunde, mit dem wir in Urlaub gefahren waren, war plötzlich nicht mehr in der Lage, einen Fuß auf den Boden zu setzen, ohne vor Schmerzen aufzuschreiben. Nach zwei Tagen bat er mich, ihm zu helfen. Ich behandelte ihn mit Hilfe der Osteopathie an den vorderen unteren Schneidezähnen, die in sehr auffälliger Weise aus dem sonst regelmäßigen Bogen seines Unterkiefers ragten. Am Abend darauf konnte er überhaupt nicht mehr gehen, und ich begann am Erfolg meines Eingriffs zu zweifeln. Am nächsten Tag jedoch waren seine Schmerzen völlig verschwunden.

Mit unseren Füßen stehen wir auf dem Boden und damit in Verbindung mit allen materiellen Energien. Über die Füße „erden“ wir uns. Und mit dem Erden hatte unser eben vorgestellter Freund ganz aktuelle Probleme. Das Unternehmen, das er vor kurzem gegründet hatte, steckte gerade in einer schwierigen Phase.

BEZIEHUNGEN ZWISCHEN ZÄHNEN UND KÖRPERTEILEN

Wie Dr. Orsatellis in seiner Dissertation (Universität Marseille) nachgewiesen hat, steht jeder Zahn mit einem bestimmten Körperteil beziehungsweise einem bestimmten Krankheitsbild in Verbindung. Orsatellis Arbeit beruht auf fünfzehn Jahren sorgfältiger Forschung, die es ihm erlaubte, genaue Statistiken zu erstellen.

Während die gerade vorgestellte Methode der Projektion auf die Chakras vor allem Aussagen über die Qualität der Energie erlaubt, die zwischen einem Chakra und einem Zahn fließt, ziehen die sogenannten Somatotopien die Beziehungen zwischen einem bestimmten Zahn und einem bestimmten Körperteil in Betracht. Hier einige Beispiele:

Im Oberkiefer: Die Schneidezähne werden mit Sodbrennen und Hautausschlägen auf den Händen in Verbindung gebracht. Die Eckzähne stehen in Zusammenhang mit dem Rhythmus der Atmung, während die Backenzähne mit der Unverträglichkeit bestimmter Speisen und zu hohem oder zu niedrigem Blutdruck zu tun haben. Die Mahlzähne lassen Schlüsse auf vasomotorische, also die Gefäße betreffende Störungen zu. Schlaflosigkeit und Probleme an den Beinen hängen oft mit den Weisheitszähnen zusammen.

Im Unterkiefer: Die Schneidezähne werden mit den Geschlechtsorganen und dem After in Verbindung gebracht. Die Eckzähne stehen in Beziehung zu den Nieren und der

Blase und weisen auf Verdauungsprobleme (Verstopfung) hin, während die Backenzähne den Schultern und Problemen mit dem Geruchssinn beziehungsweise mit der Nase entsprechen. Die Mahlzähne lassen Rückschlüsse auf Ischiasprobleme zu. Und für schmerzende Nackenwirbel und Gesichtszuckungen werden oft die Weisheitszähne verantwortlich gemacht.

BEZIEHUNGEN ZWISCHEN ZÄHNEN UND MERIDIANEN

Ähnlich wie die Chakras gehören auch die Meridiane der chinesischen Medizin zu einem feinstofflichen Energiesystem, das zwar mit dem physischen Körper in Verbindung steht, aber keineswegs damit identisch ist. Sicher ist allerdings, daß es in der einen oder anderen Form zu Krankheit kommt, wenn der Energiefluß in diesem System gestört ist.

Die Beziehungen zwischen den Zähnen und den Meridianen werden dann besonders deutlich, wenn es zu Übereinstimmungen zwischen Zahnproblemen und Erkrankungen anderer Körperbereiche kommt. Hier einige Beispiele:

Die vorderen und seitlichen Schneidezähne liegen auf dem Nieren-Blasen-Meridian: gynäkologische Probleme, insbesondere bei der Einnistung der Eizelle; Bettnässen.

Die Eckzähne liegen auf dem Leber-Gallen-Meridian: Libido, Eierstocktätigkeit.

Die oberen Backenzähne und unteren Mahlzähne liegen auf dem Lungen-Dickdarm-Meridian: Haarausfall, Nebenhöhlenentzündungen.

Die oberen Mahlzähne und unteren Backenzähne liegen auf dem Milz-Bauchspeicheldrüsen-Meridian: Kreislaufprobleme, Müdigkeit.

Die Weisheitszähne liegen auf dem Herz-Dünndarm-Meridian: Drüsen- und Muskelprobeme.

MEINE EIGENE BEHANDLUNGSTECHNIK

Von jedem Patienten, der zu mir in Behandlung kommt, lasse ich ein Zahnröntgenpanorama anfertigen, das wir später im Detail betrachten.

So mancher Patient reagiert etwas befremdet, wenn ich ihn zunächst bitte, den Mund zuzulassen, während ich ihn untersuche. Mit meinen Händen versuche ich nämlich, Schwankungen im ätherischen Körper auf der Ebene der Wangen zu ertasten. Eine Vertiefung kann mehrere Ursachen haben: Zahnverlust, Karies, Zahnverschluß, Zahnbelag oder Bimetallreaktion. Was auch immer der Grund sein mag, ich merke mir die Stellen mit Energiemangel. Dann erst ziehe ich das Röntgenpanorama zurate. Hier finde ich Aufschlüsse darüber, welche Zähne von Karies befallen oder gar zu ziehen sind und welche Wurzeln behandelt werden müssen. Vor allem aber werden Gegebenheiten auf anderen Ebenen, wie z.B. Knochennarben ersichtlich. Jeder gezogene oder behandelte Zahn erzählt vom Gefühlsleben des Patienten, aber erst ein Test mit schädelosteopathischen Mitteln wird mir das Haupttor zu dieser Erlebniswelt öffnen. Mit Hilfe dieser Technik kann ich alle Verzerrungen feststellen, welche der ätherische Körper seit seiner Geburt gespeichert hat, ohne daß das auch nur annähernd auf der Ebene des physischen Körpers ersichtlich wäre. Ist die Untersuchung abgeschlossen, erlaubt mir ein ähnliches Verfahren festzustellen, inwiefern der Eingriff Auswirkungen auf die Primäratmung der Schädelknochen hatte.

Die eigentliche Behandlung beginnt oft mit einem Wiederausgleich auf der Ebene eines Zahnverschlusses. Dann werden die Stoffe getestet, die sich bei dem betreffenden Patienten für Zahnfüllungen eignen. Wenn mehrere Zähne zu behandeln sind, versuche ich durch bestimmte Tests festzustellen, in welcher Reihenfolge vorgegangen werden muß.

Dann suche ich auf der rein körperlichen Ebene nach Somatotopien, die mit den Zähnen in Verbindung stehen könnten, und überprüfe, ob es Übereinstimmungen zwischen den durch die Zähne laufenden Akupunkturmeridianen und vorhandenen Krankheitssymptomen gibt.

Wenn die eigentliche Zahnbehandlung abgeschlossen ist, kontrolliere ich die osteopathische Bewegung der behandelten Zähne. Jetzt kann ich mit Hilfe der Psychopathotaktie Ereignisse auf den Plan rufen, die mit den Zähnen in Verbindung stehen. Dabei wird auch klar, ob es sich um bereits Erlebtes oder um noch offene Möglichkeiten einer Person handelt.

Nachdem ich dem Patienten meine Eindrücke mitgeteilt habe, hat er die Möglichkeit, über seine Schmerzen einen neuen Zugang zu seinem physischen Körper zu gewinnen und zu verstehen, inwiefern sein tägliches Leben von seinem Unterbewußtsein gelenkt wird.

Wir identifizieren uns mit den Mustern, die uns eingetrichtert wurden. Und letztendlich existieren wir nur aufgrund der Meinungen, Geistes- und Körperhaltungen, die uns beigebracht wurden. Wenn wir von Ängsten geprägt sind, stellt sich das Leid früher oder später ganz von selbst ein. Die schwierigste Aufgabe besteht nun wohl darin, das zu erkennen und zu akzeptieren, was wir selbst gewählt haben.

Eine Zahnbehandlung, die allen Energieebenen gerecht wird, spricht das Unterbewußte in einem solchen Maße an, daß sie unter Umständen eine tiefgreifende Wandlung nach sich zieht, die das ganze Leben des Patienten betrifft.

Ich gebe zu, daß ich jedesmal, wenn ich ganz unmittelbar mit dem Schmerz eines Patienten konfrontiert bin, in Gefahr komme, an meiner Berufsauffassung zu zweifeln. Aber noch immer ist es mir gelungen, mir selbst vor Augen zu führen, wie bedeutsam es ist, das Leid zu erkennen, das hinter diesem akuten Schmerz liegt.

Ich versuche meinen Patienten zu helfen, die Sprache ihres eigenen Körpers zu verstehen und die bereits begonnene Persönlichkeitsarbeit etwas zu beschleunigen. Dadurch können sie zu einer Harmonie gelangen, welche das Leid, das nur allzu oft in direktem Zusammenhang mit ihren Ängsten steht, nicht nur lindert, sondern schließlich ganz beseitigt.

ANHANG

DIE FEUER

Wenn der Mensch mit beiden Beinen fest auf dem Boden steht, ist er in ständigem Kontakt mit der Energie des Urfeuers im Mittelpunkt der Erde.

Bezogen auf den menschlichen Körper entspricht der Bauch der Erde. Die von zahlreichen Blutgefäßen durchzogene Gebärmutter einer Frau gleicht einer von Wasseradern durchzogenen Grotte, das Blut selbst dem Erdenfeuer. Hier nistet sich der männliche Same ein, das stärkste Yang des Yang, das Feuer selbst.

Symbolisiert wird diese Körperzone durch ein Dreieck mit der Spitze nach unten, welches für die Erde und das Wasser steht. Dieses wird durch ein weiteres, aufrechtes Dreieck, das Symbol der männlichen Kraft des Yang, des Lebenspotentials und des Feuers, überlagert. Beide Dreiecke bilden einen sechszackigen Stern.

In der Akupunktur entspricht das Wasser der Ebene der Nieren. Die Nieren besitzen zwei Pole: die Urenergie und die Willenskraft des Individuums. Wer seinen Willen kundtun will, ist bereit, dafür einzustehen und stellt so die Verbindung mit der Urenergie her.

In der esoterischen Überlieferung ist von drei Feuern die Rede: dem Ur- oder Schlangenfeuer, welches in seiner außerordentlichen Kraft an der Basis der Wirbelsäule zusammengerollt liegt, diese hinaufklettert und, beim Herzen angelangt, über die Arme mit den beiden anderen Feuern in Verbindung tritt – mit der Energie der Sonne, *Ida*, und mit der brennenden Materie, *Pingala*. Die brennende Materie ist das Zeichen Gottes auf Erden. Alles wird aus ihr geboren.

Durch das ansteigende Feuer wird das Werk am Schwarzen, das Werk am Roten und das Werk am Weißen bestimmt. Das Werk am Schwarzen bezieht sich auf die ersten beiden Chakras, d.h. auf die Lebenskraft, die Sexualität und die Gefühlswelt und auf alles, was die Dualität eskalieren läßt und Konflikte vermehrt. Vielleicht gibt es die schwarzen Madonnen (z.B. in der Kathedrale von Chartres) aus eben diesem Grund: Sie sollen das Werk am Schwarzen unterstützen und die Gefühlswelt reinigen. Es kann nur vorteilhaft sein, bei Konflikten zu ihren Füßen zu beten.

Wenn man alle Farben mischt, entsteht daraus das Schwarz. Das weiße Licht hingegen enthält alle Farben, d.h. es ist zugleich Einheit und Transparenz. So beginnt jeder spirituelle Weg mit dem Werk am Schwarzen, mit der Reinigung der Persönlichkeit, welche die egoistischen Kräfte transformiert, damit das Werk am Roten beginnen kann. In jener Zeit verwandelt sich menschliche Liebe in spirituelle Liebe.

Die menschliche Liebe ist von Emotionen in all ihren Höhen und Tiefen bestimmt. Gerade sind wir noch mit der geliebten Person zusammen, und sie versichert uns ihre Zuneigung, da kehrt ein Blick, ein falsches Wort oder eine Geste die Situation um und stellt das Gefühl der Einheit in Frage. Hier wird deutlich, wie sehr das menschliche Verhalten momentanen Stimmungen unterworfen ist.

Im Gegensatz dazu wird die spirituelle Liebe auf der Ebene des Herzens erfahren. Sie zeichnet sich nicht nur durch ihre zeitliche Unbegrenztheit aus, sondern auch dadurch, daß sie jeder Probe mit Gleichmut standhält.

Die Umwandlung durch die steigenden Feuer findet ihre Vollendung in der Reinheit des Werkes am Weißen.

Dieses Werk betrifft die drei letzten Chakras: das Halschakra, das Stirnchakra, das auch als drittes Auges bekannt ist, und das Scheitel- oder Kronenchakra.

Nun hat der Mensch Einheit und Transparenz erlangt. Er kann als reiner Kanal dienen, welcher das göttliche Licht in die Welt strahlt (nicht zuletzt ist „mondän“ fast ein Anagramm von „Dämon“), während er die Gefühle, die in ihm wohnen, bewältigt und beherrscht.

Im Jahreskalender gibt es eine Periode, in welcher der Aufstieg der Feuer gut zu beobachten und diese Form der Persönlichkeitsarbeit leichter zu vollziehen ist. Diese Phase beginnt vierzig Tage vor Frühlingsanfang und endet zu Pfingsten. Hier stehen uns etwa hundert Tage zur Verfügung, in denen wir den gesamten Initiationsweg zurücklegen können.

In dieser Zeit beginnt sich die Energie des Frühlings kundzutun, und wir müssen uns „lediglich“ mit der Natur und den Feuern des Erdmittelpunkts in Einklang bringen. Bis zum Ostersamstag befinden wir uns im Werk am Schwarzen. In dieser Zeit steigt das Feuer. Es kann stark brennen, es weckt unsere sexuellen Instinkte, wirft unsere Gefühle durcheinander und erweckt unsere Vitalität neu. Es ist sicher kein Zufall, daß die Fastenzeit in jene Periode gelegt wurde!

In der Regel ist dies eine schwere, manchmal sogar schmerzhafte Zeit, in der alle Energien anwachsen und wir oft mit unseren Gefühlen in Konflikt geraten. Festgefügtes scheint auseinanderzubrechen. Wir müssen alte Ansichten aufgeben und lernen, die neu ansteigenden Kräfte zu verstehen und mit ihnen umzugehen, um zu innerer Freiheit zu gelangen.

Zwischen Mitte Februar (ab hier rechnen wir die vierzig Tage vor Frühlingsbeginn) und Faschingsdienstag liegt eine Zehntagesfrist, wie wir sie auch am Ende des

Hundert-Tage-Zyklus zwischen Christi Himmelfahrt und Pfingstsonntag wieder antreffen.

Nach dem Faschingsdienstag steigen die Feuer alle zwölf Tage um ein Chakra nach oben. Zu Ostern verlängert sich diese Zeitspanne etwas, da die beiden Energien Ida und Pingala über die Hände in den Körper eintreten und auf der Ebene des Herzens zusammentreffen.

Dies ist eine Zeit der Veräußerung. Wir gelangen ins Werk am Roten, zum Schnittpunkt des Kreuzes auf der Höhe des Herzens.

Von hier setzt die Energie ihren Anstieg alle zwölf Tage fort und fließt der Reihe nach durch das fünfte, sechste und siebte Chakra. Hier kommt das Werk am Weißen zum Tragen, und der Geist wird gereinigt. Zu Pfingsten ist der Zyklus vollendet.

Diese Phase von hundert Tagen gibt dem Jahreslauf, in dem der Mensch sich erneuert und wächst, einen besonderen Anstoß.

Am längsten Tag des Jahres, der Sommersonnenwende, entledigen wir uns in einem Feuerritual der alten Schlakken, die durch den Strohmann symbolisiert werden, der in Flammen aufgeht.

Das Jahr bewegt sich auf Weihnachten zu. In der längsten Nacht des Jahres gelangt der Keim eines neuen Gotteskindes abermals auf die Erde. So entspricht jedes neue Jahr einer neuen Geburt, die es uns erlaubt, uns weiterzuentwickeln und Weisheit zu erlangen, indem wir das Göttliche in uns verwirklichen.

WEITERFÜHRENDE LITERATUR

Barrat, Rodford: *Numerologie*, Aurum Verlag Braunschweig, 1995

Garion-Hutchings, Nigel & Susan: *Der neue Homöopathie-Führer für die ganze Familie,* Aurum Verlag Braunschweig, 1995

Holdway, Ann: *Kinesiologie. Der goldene Schlüssel zur Weisheit des Körpers,* Aurum Verlag Braunschweig, 1996

Howard, Judy: *Bachblüten für Frauen,* Aurum Verlag Braunschweig, 4. Auflage 1996

Howard, Judy: *Bachblüten für Kinder und Jugendliche*, Aurum Verlag Braunschweig, 1995

King, Serge: *Ihr Körper glaubt, was Sie ihm sagen,* Aurum Verlag Braunschweig, 3. Auflage 1994

Müller, Beatrice / Köpfer, Siegfried: *Blütenbilder – Seelenbilder*, Aurum Verlag Braunschweig, 8. Auflage 1997

Ozaniec, Naomi: *Die Chakras,* Aurum Verlag Braunschweig, 2. Auflage 1994

Phillips, Rick: *Flügel für das göttliche Kind. Heilung der Gefühle durch das Höhere Selbst,* Aurum Verlag Braunschweig, 1996

Salajan, Ionna / Cornelissen, Sita: *Bachblüten – Zubereitungen und Anwendungen,* Aurum Verlag Braunschweig, 7. Auflage 1996

Williams, Tom: *Was das Qui zum Fließen bringt. Grundlagen und Methoden der Traditionellen Chinesischen Medizin,* Aurum Verlag Braunschweig, 1996

ADRESSEN

Die Internationale Gesellschaft für Ganzheitliche Zahnmedizin erteilt Auskunft über Zahnärzte, die ganzheitlich behandeln. Gegen Einsendung eines mit Briefporto frankierten und adressierten Rückumschlages erhalten Sie eine Liste der entsprechenden Zahnärzte in Ihrem Wohnort (Postleitzahlenbereich).

Internationale Gesellschaft für
Ganzheitliche Zahnmedizin
Durlacher Straße 81
68219 Mannheim